Pflanzenbasiert Kochen 2023

Leckere Rezepte für eine vegane Lebensweise

Anna Schneider

Inhaltsverzeichnis

EINFÜHRUNG 10

Klassische Linsensuppe mit Mangold 17

Würzige Winter Farrosuppe 19

Regenbogen-Kichererbsensalat 21

Linsensalat nach mediterraner Art 23

Gerösteter Spargel und Avocado-Salat 25

Rahmsalat mit grünen Bohnen und Pinienkernen 27

Cannellini-Bohnensuppe mit Grünkohl 29

. Herzhafte Pilzcremesuppe 30

Authentischer italienischer Panzanella-Salat 33

Salat aus Quinoa und schwarzen Bohnen 35

Reichhaltiger Bulgursalat mit Kräutern 37

Klassischer gerösteter Paprikasalat 41

Herzhafte Winter-Quinoa-Suppe 43

Grüner Linsensalat 45

. Eichelkürbis, Kichererbsen und Couscous-Suppe 47

. Kohlsuppe mit Knoblauch-Crostini 49

Grüne Bohnencremesuppe 52

Traditionelle französische Zwiebelsuppe 54

. Geröstete Karottensuppe 56

Italienischer Penne-Nudelsalat 58

Indischer Chana Chaat Salat 60

Tempeh und Nudelsalat nach thailändischer Art 62

Klassische Brokkolicremesuppe 64

Marokkanischer Linsen- und Rosinensalat 66

Spargel und Kichererbsensalat 68

Altmodischer grüner Bohnensalat 71

Winterbohnensuppe 73

Cremini-Pilzsuppe nach italienischer Art 75

Kartoffelcremesuppe mit Kräutern 78

Quinoa-Avocado-Salat 80

Taboulé-Salat mit Tofu 82

Garten Nudelsalat 84

Traditioneller ukrainischer Borschtsch 87

Beluga-Linsen-Salat 89

Naan-Salat nach indischer Art 91

Gerösteter Paprikasalat nach griechischer Art 93

Kidneybohnen- und Kartoffelsuppe 96

Winter-Quinoa-Salat mit Essiggurken 98

Geröstete Wildpilzsuppe 101

Grüne Bohnensuppe nach mediterraner Art 103

Karottencremesuppe 105

Italienischer Pizzasalat von Nonna 108

Cremige goldene Gemüsesuppe 110

geröstete Blumenkohlsuppe 113

GEMÜSE UND BEILAGEN 117

In Wein und Zitrone geschmorte Artischocken 118

. Gebratene Karotten mit Kräutern 120

Einfache geschmorte grüne Bohnen 122

Geschmorter Grünkohl mit Sesam 124

Gebratenes Wintergemüse 127

Traditionelle marokkanische Tajine 129

Chinakohl-Pfanne 131

Sautierter Blumenkohl mit Sesam 133

Süße Karottenpüree 135

Sautiertes Kohlrabi 137

Yukon Gold Kartoffelpüree 139

Aromatisch sautierter Schweizer Mangold 141

Klassische sautierte Paprika 143

Püriertes Wurzelgemüse 145

. Gerösteter Butternusskürbis 147

Sautierte Cremini-Pilze 149

Gebratener Spargel mit Sesam 151

Auberginenpfanne nach griechischer Art 153

Keto-Blumenkohlreis 155

Einfacher Knoblauchkohl 157

In Zitrone und Olivenöl geschmorte Artischocken 159

Geröstete Karotten mit Rosmarin und Knoblauch 160

Grüne Bohnen nach mediterraner Art 164

Geröstetes Gartengemüse 166

. Einfach gerösteter Kohlrabi 168

Blumenkohl mit Tahini-Sauce 170

Kräuter-Blumenkohl-Püree 172

Knoblauch-Kräuter-Pilzpfanne 174

Gebratener Spargel 176

Ingwer Karottenpüree 178

Geröstete Artischocken nach mediterraner Art 180

Geschmorter Grünkohl nach thailändischer Art 183

Seidiges Kohlrabi-Püree 185

Rahmsautierter Spinat 187

Aromatisch sautierter Kohlrabi 189

Klassischer geschmorter Kohl 191

Sautierte Karotten mit Sesam 193

Geröstete Karotten mit Tahini-Sauce 195

Gebratener Blumenkohl mit Kräutern 197

Cremiger Rosmarin-Brokkoli-Püree 200

Einfache Mangoldpfanne 202

In Wein geschmorter Grünkohl 204

Französische Bohnen Verts 206

Butteriger Rübenpüree 208

Sautierte Zucchini mit Kräutern 210

Süßkartoffelpüree 212

Sherry geröstete Königstrompete 215

Rote Bete und Kartoffelpüree 217

Quinoabrei mit getrockneten Feigen 220

Brotpudding mit Rosinen 222

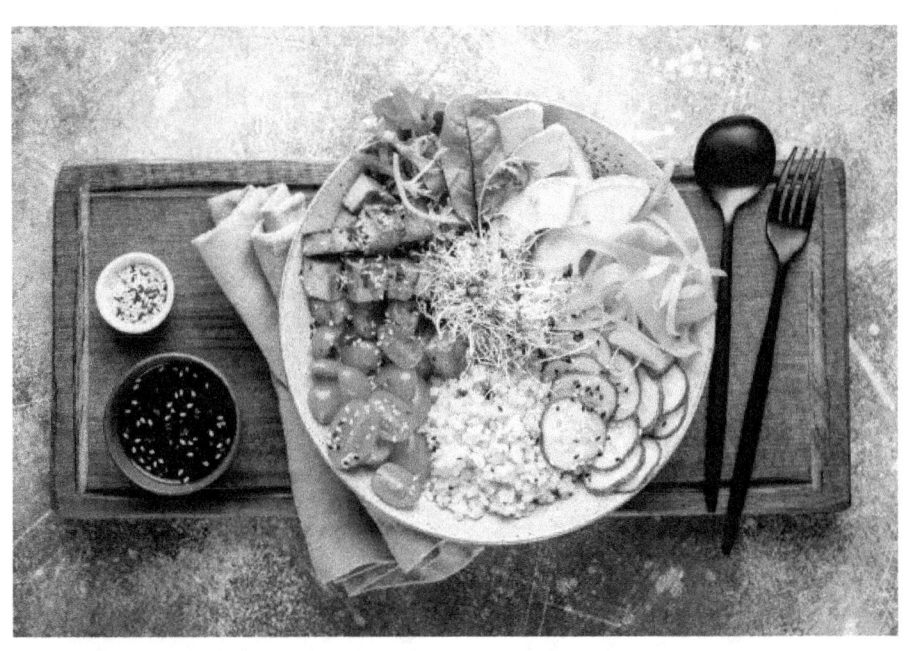

EINFÜHRUNG

Erst seit Kurzem beginnen immer mehr Menschen mit der pflanzlichen Ernährung. Was genau zig Millionen Menschen zu diesem Lebensstil geführt hat, ist umstritten. Es gibt jedoch immer mehr Beweise dafür, dass eine hauptsächlich pflanzliche Ernährung zu einer besseren Gewichtskontrolle und einer allgemeinen Gesundheit führt, die frei von vielen chronischen Krankheiten ist. Was sind die gesundheitlichen Vorteile einer pflanzlichen Ernährung? Wie sich herausstellt, ist die pflanzliche Ernährung eine der gesündesten Ernährungsweisen der Welt. Zu einer gesunden veganen Ernährung gehören viele frische Produkte, Vollkornprodukte, Hülsenfrüchte und gesunde Fette wie Samen und Nüsse. Sie sind reich an Antioxidantien, Mineralien, Vitaminen und Ballaststoffen. Aktuelle wissenschaftliche Untersuchungen weisen darauf hin, dass ein höherer Verzehr pflanzlicher Lebensmittel mit einem geringeren Sterblichkeitsrisiko durch Erkrankungen wie Herz-Kreislauf-Erkrankungen, Typ-2-Diabetes, Bluthochdruck und Fettleibigkeit verbunden ist. Vegane Ernährungspläne verlassen sich oft stark auf gesunde Grundnahrungsmittel und vermeiden tierische Produkte, die mit Antibiotika, Zusatzstoffen und Hormonen belastet sind. Außerdem kann der Verzehr eines höheren Anteils an essentiellen Aminosäuren zusammen mit tierischem Protein der menschlichen Gesundheit schaden. Da tierische Produkte viel Fett mehr enthalten als pflanzliche Lebensmittel, ist es kein Schock, dass Studien gezeigt haben, dass Fleischesser neunmal so häufig fettleibig sind wie Veganer. Das führt uns zum nächsten Punkt, einem der größten Vorteile der veganen Ernährung – der Gewichtsabnahme. Während sich viele Menschen aus ethischen Gründen für ein veganes Leben entscheiden, Die Diät selbst kann Ihnen helfen, Ihre Gewichtsabnahmeziele zu erreichen. Wenn Sie Schwierigkeiten haben, Pfunde zu verlagern, sollten Sie eine pflanzliche Ernährung in Betracht ziehen. Wie genau? Als Veganer reduzierst du die Anzahl kalorienreicher Lebensmittel wie vollfette Milchprodukte, fetthaltiger Fisch, Schweinefleisch und andere cholesterinhaltige Lebensmittel wie Eier. Versuchen Sie, solche Lebensmittel durch ballaststoff- und proteinreiche Alternativen zu ersetzen, die Sie länger satt halten. Der Schlüssel liegt darin, sich auf nährstoffreiche, saubere und natürliche Lebensmittel zu konzentrieren und leere Kalorien wie Zucker, gesättigte Fette und stark verarbeitete Lebensmittel zu vermeiden. Hier sind ein paar Tricks, die mir helfen, mein Gewicht bei der veganen Ernährung über Jahre zu halten. Ich esse Gemüse als Hauptgericht; Ich konsumiere gute Fette in Maßen – ein gutes Fett wie Olivenöl macht nicht dick; Ich mache regelmäßig Sport und koche zu Hause. Genießen! Wenn Sie Schwierigkeiten haben, Pfunde zu verlagern, sollten Sie eine pflanzliche Ernährung in Betracht ziehen. Wie genau? Als Veganer reduzierst du die Anzahl kalorienreicher Lebensmittel wie vollfette Milchprodukte, fetthaltiger Fisch, Schweinefleisch und andere cholesterinhaltige Lebensmittel wie Eier. Versuchen Sie, solche Lebensmittel durch ballaststoff- und proteinreiche Alternativen zu ersetzen, die Sie länger satt halten. Der Schlüssel liegt darin, sich auf nährstoffreiche, saubere und natürliche Lebensmittel zu konzentrieren und leere Kalorien wie Zucker, gesättigte Fette und stark verarbeitete Lebensmittel zu vermeiden. Hier sind ein paar Tricks, die mir helfen, mein Gewicht bei der veganen Ernährung über Jahre zu halten. Ich esse Gemüse als Hauptgericht; Ich konsumiere gute Fette in Maßen – ein gutes Fett wie Olivenöl macht nicht dick; Ich mache regelmäßig Sport und koche zu Hause. Genießen! Wenn Sie Schwierigkeiten haben, Pfunde zu verlagern, sollten Sie eine pflanzliche Ernährung in Betracht ziehen. Wie genau? Als Veganer reduzierst du die Anzahl kalorienreicher Lebensmittel wie vollfette Milchprodukte, fetthaltiger Fisch, Schweinefleisch und andere cholesterinhaltige Lebensmittel wie Eier. Versuchen Sie, solche Lebensmittel durch ballaststoff- und proteinreiche Alternativen zu ersetzen, die Sie länger satt halten. Der Schlüssel liegt darin, sich auf nährstoffreiche, saubere und natürliche Lebensmittel zu konzentrieren und leere Kalorien wie Zucker, gesättigte Fette und stark verarbeitete Lebensmittel zu vermeiden. Hier sind ein paar Tricks, die mir helfen, mein Gewicht bei der veganen Ernährung über Jahre zu halten. Ich esse Gemüse als Hauptgericht; Ich konsumiere gute Fette in Maßen – ein gutes

Fett wie Olivenöl macht nicht dick; Ich mache regelmäßig Sport und koche zu Hause. Genießen! Wie genau? Als Veganer reduzierst du die Anzahl kalorienreicher Lebensmittel wie vollfette Milchprodukte, fetthaltiger Fisch, Schweinefleisch und andere cholesterinhaltige Lebensmittel wie Eier. Versuchen Sie, solche Lebensmittel durch ballaststoff- und proteinreiche Alternativen zu ersetzen, die Sie länger satt halten. Der Schlüssel liegt darin, sich auf nährstoffreiche, saubere und natürliche Lebensmittel zu konzentrieren und leere Kalorien wie Zucker, gesättigte Fette und stark verarbeitete Lebensmittel zu vermeiden. Hier sind ein paar Tricks, die mir helfen, mein Gewicht bei der veganen Ernährung über Jahre zu halten. Ich esse Gemüse als Hauptgericht; Ich konsumiere gute Fette in Maßen – ein gutes Fett wie Olivenöl macht nicht dick; Ich mache regelmäßig Sport und koche zu Hause. Genießen! Wie genau? Als Veganer reduzierst du die Anzahl kalorienreicher Lebensmittel wie vollfette Milchprodukte, fetthaltiger Fisch, Schweinefleisch und andere cholesterinhaltige Lebensmittel wie Eier. Versuchen Sie, solche Lebensmittel durch ballaststoff- und proteinreiche Alternativen zu ersetzen, die Sie länger satt halten. Der Schlüssel liegt darin, sich auf nährstoffreiche, saubere und natürliche Lebensmittel zu konzentrieren und leere Kalorien wie Zucker, gesättigte Fette und stark verarbeitete Lebensmittel zu vermeiden. Hier sind ein paar Tricks, die mir helfen, mein Gewicht bei der veganen Ernährung über Jahre zu halten. Ich esse Gemüse als Hauptgericht; Ich konsumiere gute Fette in Maßen – ein gutes Fett wie Olivenöl macht nicht dick; Ich mache regelmäßig Sport und koche zu Hause. Genießen! Versuchen Sie, solche Lebensmittel durch ballaststoff- und proteinreiche Alternativen zu ersetzen, die Sie länger satt halten. Der Schlüssel liegt darin, sich auf nährstoffreiche, saubere und natürliche Lebensmittel zu konzentrieren und leere Kalorien wie Zucker, gesättigte Fette und stark verarbeitete Lebensmittel zu vermeiden. Hier sind ein paar Tricks, die mir helfen, mein Gewicht bei der veganen Ernährung über Jahre zu halten. Ich esse Gemüse als Hauptgericht; Ich konsumiere gute Fette in Maßen – ein gutes Fett wie Olivenöl macht nicht dick; Ich mache regelmäßig Sport und koche zu Hause. Genießen! Versuchen Sie, solche Lebensmittel durch ballaststoff- und proteinreiche Alternativen zu ersetzen, die Sie länger satt halten. Der Schlüssel liegt darin, sich auf nährstoffreiche, saubere und natürliche Lebensmittel zu konzentrieren und leere Kalorien wie Zucker, gesättigte Fette und stark verarbeitete Lebensmittel zu vermeiden. Hier sind ein paar Tricks, die mir helfen, mein Gewicht bei der veganen Ernährung über Jahre zu halten. Ich esse Gemüse als Hauptgericht; Ich konsumiere gute Fette in Maßen – ein gutes Fett wie Olivenöl macht nicht dick; Ich mache regelmäßig Sport und koche zu Hause. Genießen! Ich konsumiere gute Fette in Maßen – ein gutes Fett wie Olivenöl macht nicht dick; Ich mache regelmäßig Sport und koche zu Hause. Genießen! Ich konsumiere gute Fette in Maßen – ein gutes Fett wie Olivenöl macht nicht dick; Ich mache regelmäßig Sport und koche zu Hause. Genießen!

SUPPEN & SALATE

Klassische Linsensuppe mit Mangold

(Fertig in ca. 25 Minuten | Portionen 5)

Pro Portion: Kalorien: 148; Fett: 7,2 g; Kohlenhydrate: 14,6 g; Eiweiß: 7,7 g

Zutaten

2 Esslöffel Olivenöl

1 weiße Zwiebel, gehackt

1 Teelöffel Knoblauch, gehackt

2 große Karotten, gehackt

1 Pastinake, gehackt

2 Stangen Sellerie, gehackt

2 Lorbeerblätter

1/2 Teelöffel getrockneter Thymian

1/4 Teelöffel gemahlener Kreuzkümmel

5 Tassen geröstete Gemüsebrühe

1 ¼ Tassen braune Linsen, über Nacht eingeweicht und abgespült

2 Tassen Schweizer Mangold, in Stücke gerissen

Richtungen

In einem Topf mit schwerem Boden das Olivenöl bei mäßiger Hitze erhitzen. Nun das Gemüse zusammen mit den Gewürzen ca. 3 Minuten anschwitzen, bis es gerade noch weich ist.

Gemüsebrühe und Linsen dazugeben und zum Kochen bringen. Drehen Sie die Hitze sofort auf ein Köcheln und fügen Sie die Lorbeerblätter hinzu. Lassen Sie es etwa 15 Minuten kochen oder bis die Linsen weich sind.

Den Schweizer Mangold hinzugeben, abdecken und weitere 5 Minuten köcheln lassen oder bis der Mangold zusammenfällt.

In einzelnen Schalen servieren und genießen!

Würzige Winter Farrosuppe

(Fertig in ca. 30 Minuten | Portionen 4)

Pro Portion: Kalorien: 298; Fett: 8,9 g; Kohlenhydrate: 44,6 g; Eiweiß: 11,7 g

Zutaten

2 Esslöffel Olivenöl

1 mittelgroßer Lauch, gehackt

1 mittelgroße Rübe, in Scheiben geschnitten

2 italienische Paprika, entkernt und gehackt

1 Jalapenopfeffer, gehackt

2 Kartoffeln, geschält und gewürfelt

4 Tassen Gemüsebrühe

1 Tasse Farro, gespült

1/2 Teelöffel granulierter Knoblauch

1/2 Teelöffel Kurkumapulver

1 Lorbeer

2 Tassen Spinat, in Stücke schneiden

Richtungen

In einem Topf mit schwerem Boden das Olivenöl bei mäßiger Hitze erhitzen. Nun den Lauch, die Rübe, die Paprika und die Kartoffeln ca. 5 Minuten dünsten, bis sie knackig-zart sind.

Gemüsebrühe, Farro, granulierten Knoblauch, Kurkuma und Lorbeer hinzufügen; bringen Sie es zum Kochen.

Drehen Sie die Hitze sofort auf ein Köcheln. Lassen Sie es etwa 25 Minuten kochen oder bis Farro und Kartoffeln weich sind.

Fügen Sie den Spinat hinzu und nehmen Sie den Topf vom Herd; lassen Sie den Spinat in der Resthitze ruhen, bis er zusammenfällt. Guten Appetit!

Regenbogen-Kichererbsensalat

(Fertig in ca. 30 Minuten | Portionen 4)

Pro Portion: Kalorien: 378; Fett: 24 g; Kohlenhydrate: 34,2 g; Eiweiß: 10,1 g

Zutaten

16 Unzen Kichererbsen aus der Dose, abgetropft

1 mittelgroße Avocado, in Scheiben geschnitten

1 Paprika, entkernt und in Scheiben geschnitten

1 große Tomate, in Scheiben geschnitten

2 Gurken, gewürfelt

1 rote Zwiebel, in Scheiben geschnitten

1/2 Teelöffel Knoblauch, gehackt

1/4 Tasse frische Petersilie, gehackt

1/4 Tasse Olivenöl

2 Esslöffel Apfelessig

1/2 Limette, frisch gepresst

Meersalz und gemahlener schwarzer Pfeffer nach Geschmack

Richtungen

Alle Zutaten in eine Salatschüssel geben.

Den Salat vor dem Servieren etwa 1 Stunde in den Kühlschrank stellen.

Guten Appetit!

Linsensalat nach mediterraner Art

(Fertig in ca. 20 Minuten + Kühlzeit | Portionen 5)

Pro Portion: Kalorien: 348; Fett: 15 g; Kohlenhydrate: 41,6 g; Eiweiß: 15,8 g

Zutaten

1 ½ Tassen rote Linsen, gespült

1 Teelöffel Feinkostsenf

1/2 Zitrone, frisch gepresst

2 Esslöffel Tamari-Sauce

2 Frühlingszwiebelstiele, gehackt

1/4 Tasse natives Olivenöl extra

2 Knoblauchzehen, gehackt

1 Tasse Kopfsalat, in Stücke gerissen

2 Esslöffel frische Petersilie, gehackt

2 Esslöffel frischer Koriander, gehackt

1 Teelöffel frischer Basilikum

1 Teelöffel frischer Oregano

1 ½ Tassen Kirschtomaten, halbiert

3 Unzen Kalamata-Oliven, entsteint und halbiert

Richtungen

In einem großen Topf 4 ½ Tassen Wasser und die roten Linsen zum Kochen bringen.

Drehen Sie die Hitze sofort auf ein Köcheln und kochen Sie Ihre Linsen etwa 15 Minuten lang oder bis sie weich sind. Abgießen und vollständig abkühlen lassen.

Übertragen Sie die Linsen in eine Salatschüssel; Die Linsen mit den restlichen Zutaten mischen, bis alles gut vermischt ist.

Gekühlt oder bei Zimmertemperatur servieren. Guten Appetit!

Gerösteter Spargel und Avocado-Salat

(Fertig in ca. 20 Minuten + Kühlzeit | Portionen 4)

Pro Portion: Kalorien: 378; Fett: 33,2 g; Kohlenhydrate: 18,6 g; Eiweiß: 7,8 g

Zutaten

1 Pfund Spargel, geputzt, in mundgerechte Stücke geschnitten

1 weiße Zwiebel, gehackt

2 Knoblauchzehen, gehackt

1 Roma-Tomate, in Scheiben geschnitten

1/4 Tasse Olivenöl

1/4 Tasse Balsamico-Essig

1 Esslöffel steingemahlener Senf

2 Esslöffel frische Petersilie, gehackt

1 Esslöffel frischer Koriander, gehackt

1 Esslöffel frischer Basilikum, gehackt

Meersalz und gemahlener schwarzer Pfeffer nach Geschmack

1 kleine Avocado, entkernt und gewürfelt

1/2 Tasse Pinienkerne, grob gehackt

Richtungen

Beginnen Sie damit, Ihren Ofen auf 420 Grad F vorzuheizen.

Den Spargel mit 1 Esslöffel Olivenöl vermengen und auf einer mit Pergament ausgelegten Bratpfanne anrichten.

Etwa 15 Minuten backen, dabei die Pfanne ein- oder zweimal drehen, um ein gleichmäßiges Garen zu fördern. Lassen Sie es vollständig abkühlen und legen Sie es in Ihre Salatschüssel.

Spargel mit Gemüse, Olivenöl, Essig, Senf und Kräutern vermengen. Salz und Pfeffer nach Geschmack.

Zum Kombinieren schwenken und mit Avocado und Pinienkernen toppen. Guten Appetit!

Rahmsalat mit grünen Bohnen und Pinienkernen

(Fertig in ca. 10 Minuten + Kühlzeit | Portionen 5)

Pro Portion: Kalorien: 308; Fett: 26,2 g; Kohlenhydrate: 16,6 g; Eiweiß: 5,8 g

Zutaten

1 ½ Pfund grüne Bohnen, getrimmt

2 mittelgroße Tomaten, gewürfelt

2 Paprika, entkernt und gewürfelt

4 Esslöffel Schalotten, gehackt

1/2 Tasse Pinienkerne, grob gehackt

1/2 Tasse vegane Mayonnaise

1 Esslöffel Feinkostsenf

2 Esslöffel frischer Basilikum, gehackt

2 Esslöffel frische Petersilie, gehackt

1/2 Teelöffel rote Paprikaflocken, zerdrückt

Meersalz und frisch gemahlener schwarzer Pfeffer nach Geschmack

Richtungen

Kochen Sie die grünen Bohnen in einem großen Topf mit Salzwasser, bis sie gerade weich sind oder etwa 2 Minuten.

Bohnen abgießen und vollständig abkühlen lassen; Übertragen Sie sie dann in eine Salatschüssel. Bohnen mit den restlichen Zutaten mischen.

Schmecken und passen Sie die Gewürze an. Guten Appetit!

Cannellini-Bohnensuppe mit Grünkohl

(Fertig in ca. 25 Minuten | Portionen 5)

Pro Portion: Kalorien: 188; Fett: 4,7 g; Kohlenhydrate: 24,5 g; Eiweiß: 11,1 g

Zutaten

1 Esslöffel Olivenöl

1/2 Teelöffel Ingwer, gehackt

1/2 Teelöffel Kreuzkümmel

1 rote Zwiebel, gehackt

1 Karotte, geputzt und gehackt

1 Pastinake, geputzt und gehackt

2 Knoblauchzehen, gehackt

5 Tassen Gemüsebrühe

12 Unzen Cannellini-Bohnen, abgetropft

2 Tassen Grünkohl, in Stücke gerissen

Meersalz und gemahlener schwarzer Pfeffer nach Geschmack

Richtungen

In einem Topf mit dickem Boden die Olive bei mittlerer Hitze erhitzen. Braten Sie nun den Ingwer und den Kreuzkümmel etwa 1 Minute lang an.

Fügen Sie nun Zwiebel, Karotte und Pastinake hinzu; Sautieren Sie weitere 3 Minuten oder bis das Gemüse gerade weich ist.

Fügen Sie den Knoblauch hinzu und braten Sie ihn 1 Minute lang oder bis er aromatisch ist.

Dann mit der Gemüsebrühe aufgießen und aufkochen. Reduzieren Sie sofort die Hitze auf ein Köcheln und lassen Sie es 10 Minuten kochen.

Die Cannellini-Bohnen und den Grünkohl unterheben; weiter köcheln lassen, bis der Grünkohl zusammenfällt und alles durchgewärmt ist. Mit Salz und Pfeffer abschmecken.

In einzelne Schalen schöpfen und heiß servieren. Guten Appetit!

. Herzhafte Pilzcremesuppe

(Fertig in ca. 15 Minuten | Portionen 5)

Pro Portion: Kalorien: 308; Fett: 25,5 g; Kohlenhydrate: 11,8 g; Eiweiß: 11,6 g

Zutaten

2 Esslöffel Sojabutter

1 große Schalotte, gehackt

20 Unzen Cremini-Pilze, in Scheiben geschnitten

2 Knoblauchzehen, gehackt

4 Esslöffel Leinsamenmehl

5 Tassen Gemüsebrühe

1 1/3 Tassen Vollfett-Kokosmilch

1 Lorbeerblatt

Meersalz und gemahlener schwarzer Pfeffer nach Geschmack

Richtungen

In einem Suppentopf die vegane Butter bei mittlerer Hitze schmelzen. Koche die Schalotte, sobald sie heiß ist, etwa 3 Minuten lang, bis sie zart und duftend ist.

Fügen Sie die Pilze und den Knoblauch hinzu und kochen Sie weiter, bis die Pilze weich sind. Fügen Sie das Leinsamenmehl hinzu und kochen Sie es etwa 1 Minute lang weiter.

Fügen Sie die restlichen Zutaten hinzu. Lassen Sie es zugedeckt köcheln und kochen Sie weitere 5 bis 6 Minuten, bis Ihre Suppe leicht eingedickt ist.

Guten Appetit!

Authentischer italienischer Panzanella-Salat

(Fertig in ca. 35 Minuten | Portionen 3)

Pro Portion: Kalorien: 334; Fett: 20,4 g; Kohlenhydrate: 33,3 g; Eiweiß: 8,3 g

Zutaten

3 Tassen handwerkliches Brot, in 1-Zoll-Würfel gebrochen

3/4 Pfund Spargel, geputzt und in mundgerechte Stücke geschnitten

4 Esslöffel natives Olivenöl extra

1 rote Zwiebel, gehackt

2 Esslöffel frischer Limettensaft

1 Teelöffel Feinkostsenf

2 mittelgroße Urtomaten, gewürfelt

2 Tassen Rucola

2 Tassen Babyspinat

2 italienische Paprikaschoten, entkernt und in Scheiben geschnitten

Meersalz und gemahlener schwarzer Pfeffer nach Geschmack

Richtungen

Die Brotwürfel auf einem mit Backpapier ausgelegten Backblech verteilen. Im vorgeheizten Ofen bei 310 Grad F etwa 20 Minuten backen, das Backblech während der Backzeit zweimal drehen; Reservieren.

Drehen Sie den Ofen auf 420 Grad F und werfen Sie den Spargel mit 1 Esslöffel Olivenöl. Braten Sie den Spargel etwa 15 Minuten lang oder bis er knusprig-zart ist.

Werfen Sie die restlichen Zutaten in eine Salatschüssel; Mit dem gerösteten Spargel und dem gerösteten Brot belegen.

Guten Appetit!

Salat aus Quinoa und schwarzen Bohnen

(Fertig in ca. 15 Minuten + Kühlzeit | Portionen 4)

Pro Portion: Kalorien: 433; Fett: 17,3 g; Kohlenhydrate: 57 g; Eiweiß: 15,1 g

Zutaten

2 Tassen Wasser

1 Tasse Quinoa, gespült

16 Unzen schwarze Bohnen aus der Dose, abgetropft

2 Roma-Tomaten, in Scheiben geschnitten

1 rote Zwiebel, in dünne Scheiben geschnitten

1 Gurke, entkernt und gehackt

2 Knoblauchzehen, gepresst oder gehackt

2 italienische Paprikaschoten, entkernt und in Scheiben geschnitten

2 Esslöffel frische Petersilie, gehackt

2 Esslöffel frischer Koriander, gehackt

1/4 Tasse Olivenöl

1 Zitrone, frisch gepresst

1 Esslöffel Apfelessig

1/2 Teelöffel getrocknetes Dillkraut

1/2 Teelöffel getrockneter Oregano

Meersalz und gemahlener schwarzer Pfeffer nach Geschmack z

Richtungen

Wasser und Quinoa in einen Topf geben und zum Kochen bringen. Drehen Sie die Hitze sofort auf ein Köcheln.

Etwa 13 Minuten köcheln lassen, bis die Quinoa das gesamte Wasser aufgenommen hat; Den Quinoa mit einer Gabel auflockern und vollständig abkühlen lassen. Gib die Quinoa dann in eine Salatschüssel.

Die restlichen Zutaten in die Salatschüssel geben und gut vermischen. Guten Appetit!

Reichhaltiger Bulgursalat mit Kräutern

(Fertig in ca. 20 Minuten + Kühlzeit | Portionen 4)

Pro Portion: Kalorien: 408; Fett: 18,3 g; Kohlenhydrate: 51,8 g; Eiweiß: 13,1 g

Zutaten

2 Tassen Wasser

1 Tasse Bulgur

12 Unzen Kichererbsen aus der Dose, abgetropft

1 persische Gurke, in dünne Scheiben geschnitten

2 Paprika, entkernt und in dünne Scheiben geschnitten

1 Jalapenopfeffer, entkernt und in dünne Scheiben geschnitten

2 Roma-Tomaten, in Scheiben geschnitten

1 Zwiebel, in dünne Scheiben geschnitten

2 Esslöffel frischer Basilikum, gehackt

2 Esslöffel frische Petersilie, gehackt

2 Esslöffel frische Minze, gehackt

2 Esslöffel frischer Schnittlauch, gehackt

4 Esslöffel Olivenöl

1 Esslöffel Balsamico-Essig

1 Esslöffel Zitronensaft

1 Teelöffel frischer Knoblauch, gepresst

Meersalz und frisch gemahlener schwarzer Pfeffer nach Geschmack

2 Esslöffel Nährhefe

1/2 Tasse Kalamata-Oliven, in Scheiben geschnitten

Richtungen

Wasser und Bulgur in einem Topf zum Kochen bringen. Drehen Sie die Hitze sofort auf ein Köcheln und lassen Sie es etwa 20 Minuten lang kochen oder bis der Bulgur weich ist und das Wasser fast absorbiert ist. Mit einer Gabel auflockern und zum Abkühlen auf einem großen Blech verteilen.

Den Bulgur in eine Salatschüssel geben, gefolgt von den Kichererbsen, Gurken, Paprika, Tomaten, Zwiebeln, Basilikum, Petersilie, Minze und Schnittlauch.

In einer kleinen Rührschüssel Olivenöl, Balsamico-Essig, Zitronensaft, Knoblauch, Salz und schwarzen Pfeffer verquirlen. Den Salat anmachen und mischen.

Nährhefe darüber streuen, mit Oliven garnieren und bei Zimmertemperatur servieren. Guten Appetit!

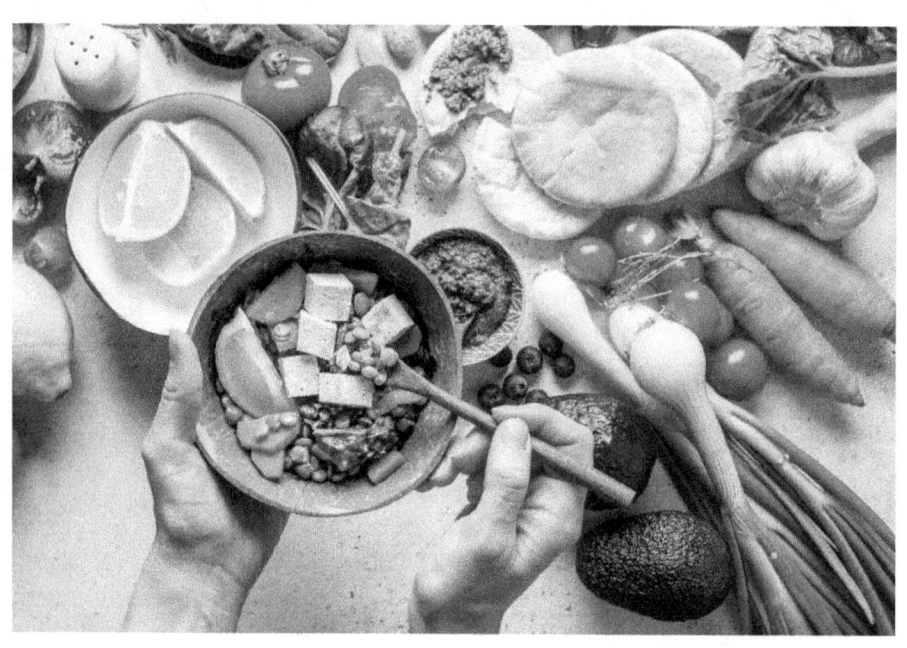

Klassischer gerösteter Paprikasalat

(Fertig in ca. 15 Minuten + Kühlzeit | Portionen 3)

Pro Portion: Kalorien: 178; Fett: 14,4 g; Kohlenhydrate: 11,8 g; Eiweiß: 2,4 g

Zutaten

6 Paprika

3 Esslöffel natives Olivenöl extra

3 Teelöffel Rotweinessig

3 Knoblauchzehen, fein gehackt

2 Esslöffel frische Petersilie, gehackt

Meersalz und frisch gemahlener schwarzer Pfeffer nach Geschmack

1/2 Teelöffel rote Paprikaflocken

6 Esslöffel Pinienkerne, grob gehackt

Richtungen

Die Paprika auf einem mit Backpapier ausgelegten Backblech etwa 10 Minuten braten, dabei die Pfanne nach der Hälfte der Garzeit drehen, bis sie von allen Seiten verkohlt sind.

Decken Sie die Paprika dann mit einer Plastikfolie ab, um sie zu dämpfen. Haut, Kerne und Kerne entsorgen.

Paprika in Streifen schneiden und mit den restlichen Zutaten mischen. Bis zum Servieren in den Kühlschrank stellen. Guten Appetit!

Herzhafte Winter-Quinoa-Suppe

(Fertig in ca. 25 Minuten | Portionen 4)

Pro Portion: Kalorien: 328; Fett: 11,1 g; Kohlenhydrate: 44,1 g; Eiweiß: 13,3 g

Zutaten

2 Esslöffel Olivenöl

1 Zwiebel, gehackt

2 Karotten, geschält und gehackt

1 Pastinake, gehackt

1 Selleriestange, gehackt

1 Tasse gelber Kürbis, gehackt

4 Knoblauchzehen, gepresst oder gehackt

4 Tassen geröstete Gemüsebrühe

2 mittelgroße Tomaten, zerdrückt

1 Tasse Quinoa

Meersalz und gemahlener schwarzer Pfeffer nach Geschmack

1 Lorbeer

2 Tassen Schweizer Mangold, harte Rippen entfernt und in Stücke gerissen

2 Esslöffel italienische Petersilie, gehackt

Richtungen

In einem Topf mit dickem Boden die Olive bei mittlerer Hitze erhitzen. Braten Sie nun die Zwiebel, die Karotte, die Pastinake, den Sellerie und den gelben Kürbis etwa 3 Minuten lang an oder bis das Gemüse gerade weich ist.

Fügen Sie den Knoblauch hinzu und braten Sie ihn 1 Minute lang oder bis er aromatisch ist.

Dann Gemüsebrühe, Tomaten, Quinoa, Salz, Pfeffer und Lorbeer unterrühren; zum Kochen bringen. Reduzieren Sie sofort die Hitze auf ein Köcheln und lassen Sie es 13 Minuten kochen.

Mangold unterheben; weiter köcheln lassen, bis der Mangold zusammenfällt.

In einzelne Schälchen schöpfen und mit frischer Petersilie garniert servieren. Guten Appetit!

Grüner Linsensalat

(Fertig in ca. 20 Minuten + Kühlzeit | Portionen 5)

Pro Portion: Kalorien: 349; Fett: 15,1 g; Kohlenhydrate: 40,9 g; Eiweiß: 15,4 g

Zutaten

1 ½ Tassen grüne Linsen, gespült

2 Tassen Rucola

2 Tassen Römersalat, in Stücke gerissen

1 Tasse Babyspinat

1/4 Tasse frischer Basilikum, gehackt

1/2 Tasse Schalotten, gehackt

2 Knoblauchzehen, fein gehackt

1/4 Tasse in Öl eingelegte sonnengetrocknete Tomaten, gespült und gehackt

5 Esslöffel natives Olivenöl extra

3 Esslöffel frischer Zitronensaft

Meersalz und gemahlener schwarzer Pfeffer nach Geschmack

Richtungen

In einem großen Topf 4 ½ Tassen Wasser und rote Linsen zum Kochen bringen.

Drehen Sie die Hitze sofort auf ein Köcheln und kochen Sie Ihre Linsen weitere 15 bis 17 Minuten oder bis sie weich, aber nicht matschig sind. Abgießen und vollständig abkühlen lassen.

Übertragen Sie die Linsen in eine Salatschüssel; Die Linsen mit den restlichen Zutaten mischen, bis alles gut vermischt ist.

Gekühlt oder bei Zimmertemperatur servieren. Guten Appetit!

. Eichelkürbis, Kichererbsen und Couscous-Suppe

(Fertig in ca. 20 Minuten | Portionen 4)

Pro Portion: Kalorien: 378; Fett: 11 g; Kohlenhydrate: 60,1 g; Eiweiß: 10,9 g

Zutaten

2 Esslöffel Olivenöl

1 Schalotte, gehackt

1 Karotte, geputzt und gehackt

2 Tassen Eichelkürbis, gehackt

1 Stange Sellerie, gehackt

1 Teelöffel Knoblauch, fein gehackt

1 Teelöffel getrockneter Rosmarin, gehackt

1 Teelöffel getrockneter Thymian, gehackt

2 Tassen Zwiebelcremesuppe

2 Tassen Wasser

1 Tasse trockener Couscous

Meersalz und gemahlener schwarzer Pfeffer nach Geschmack

1/2 Teelöffel rote Paprikaflocken

6 Unzen Kichererbsen aus der Dose, abgetropft

2 EL frischer Zitronensaft

Richtungen

In einem Topf mit dickem Boden die Olive bei mittlerer Hitze erhitzen. Braten Sie nun die Schalotte, die Karotte, den Eichelkürbis und den Sellerie etwa 3 Minuten lang an oder bis das Gemüse gerade weich ist.

Knoblauch, Rosmarin und Thymian dazugeben und 1 Minute weiter sautieren oder bis es duftet.

Rühren Sie dann die Suppe, das Wasser, den Couscous, das Salz, den schwarzen Pfeffer und die roten Pfefferflocken ein; zum Kochen bringen. Reduzieren Sie sofort die Hitze auf ein Köcheln und lassen Sie es 12 Minuten kochen.

Kichererbsen aus der Dose unterheben; weiter köcheln lassen, bis es durchgeheizt ist oder etwa 5 Minuten länger.

In einzelne Schüsseln schöpfen und mit dem Zitronensaft beträufeln. Guten Appetit!

. Kohlsuppe mit Knoblauch-Crostini

(Fertig in ca. 1 Stunde | Portionen 4)

Pro Portion: Kalorien: 408; Fett: 23,1 g; Kohlenhydrate: 37,6 g; Eiweiß: 11,8 g

Zutaten

Suppe:

2 Esslöffel Olivenöl

1 mittelgroßer Lauch, gehackt

1 Tasse Rübe, gehackt

1 Pastinake, gehackt

1 Karotte, gehackt

2 Tassen Kohl, zerkleinert

2 Knoblauchzehen, fein gehackt

4 Tassen Gemüsebrühe

2 Lorbeerblätter

Meersalz und gemahlener schwarzer Pfeffer nach Geschmack

1/4 Teelöffel Kreuzkümmel

1/2 Teelöffel Senfkörner

1 Teelöffel getrocknetes Basilikum

2 Tomaten, püriert

Crostini:

8 Scheiben Baguette

2 Köpfe Knoblauch

4 Esslöffel natives Olivenöl extra

Richtungen

In einem Suppentopf 2 Esslöffel der Olive bei mittlerer Hitze erhitzen. Braten Sie nun den Lauch, die Rübe, die Pastinake und die Karotte für etwa 4 Minuten oder bis das Gemüse knackig-zart ist.

Fügen Sie den Knoblauch und den Kohl hinzu und braten Sie 1 Minute lang weiter oder bis sie aromatisch sind.

Dann Gemüsebrühe, Lorbeerblätter, Salz, schwarzer Pfeffer, Kreuzkümmel, Senfkörner, getrocknetes Basilikum und passierte Tomaten unterrühren; zum Kochen bringen. Reduzieren Sie sofort die Hitze auf ein Köcheln und lassen Sie es etwa 20 Minuten kochen.

In der Zwischenzeit den Ofen auf 375 Grad F vorheizen. Jetzt die Knoblauch- und Baguettescheiben etwa 15 Minuten rösten. Die Crostini aus dem Ofen nehmen.

Backen Sie den Knoblauch weitere 45 Minuten lang oder bis er sehr weich ist. Den Knoblauch abkühlen lassen.

Schneiden Sie nun jede Knoblauchzehe mit einem scharfen Messer mit Wellenschliff ab, um alle Zehen zu trennen.

Die gerösteten Knoblauchzehen aus der Schale drücken. Das Knoblauchmark mit 4 Esslöffeln des nativen Olivenöls extra pürieren.

Die geröstete Knoblauchmischung gleichmäßig auf den Crostini verteilen. Mit der warmen Suppe servieren. Guten Appetit!

Grüne Bohnencremesuppe

(Fertig in ca. 35 Minuten | Portionen 4)

Pro Portion: Kalorien: 410; Fett: 19,6 g; Kohlenhydrate: 50,6 g; Eiweiß: 13,3 g

Zutaten

1 Esslöffel Sesamöl

1 Zwiebel, gehackt

1 grüne Paprika, entkernt und gehackt

2 Rotkartoffeln, geschält und gewürfelt

2 Knoblauchzehen, gehackt

4 Tassen Gemüsebrühe

1 Pfund grüne Bohnen, getrimmt

Meersalz und gemahlener schwarzer Pfeffer zum Würzen

1 Tasse Vollfett-Kokosmilch

Richtungen

In einem Topf mit schwerem Boden den Sesam bei mittlerer Hitze erhitzen. Nun Zwiebel, Paprika und Kartoffeln unter gelegentlichem Rühren ca. 5 Minuten anschwitzen.

Fügen Sie den Knoblauch hinzu und braten Sie ihn 1 Minute lang oder bis er duftet.

Dann Gemüsebrühe, grüne Bohnen, Salz und schwarzen Pfeffer einrühren; zum Kochen bringen. Reduzieren Sie sofort die Hitze auf ein Köcheln und lassen Sie es 20 Minuten kochen.

Die grüne Bohnenmischung mit einem Pürierstab pürieren, bis sie cremig und gleichmäßig ist.

Geben Sie die pürierte Mischung in den Topf zurück. Die Kokosmilch unterheben und weiter köcheln lassen, bis sie durchgewärmt ist oder etwa 5 Minuten länger.

In einzelne Schalen schöpfen und heiß servieren. Guten Appetit!

Traditionelle französische Zwiebelsuppe

(Fertig in ca. 1 Stunde 30 Minuten | Portionen 4)

Pro Portion: Kalorien: 129; Fett: 8,6 g; Kohlenhydrate: 7,4 g; Eiweiß: 6,3 g

Zutaten

2 Esslöffel Olivenöl

2 große gelbe Zwiebeln, in dünne Scheiben geschnitten

2 Thymianzweige, gehackt

2 Rosmarinzweige, gehackt

2 Teelöffel Balsamico-Essig

4 Tassen Gemüsebrühe

Meersalz und gemahlener schwarzer Pfeffer nach Geschmack

Richtungen

In einem oder Dutch Oven das Olivenöl bei mäßiger Hitze erhitzen. Nun die Zwiebeln mit Thymian, Rosmarin und 1 TL Meersalz ca. 2 Minuten anschwitzen.

Drehen Sie nun die Hitze auf mittel-niedrig und kochen Sie weiter, bis die Zwiebeln karamellisieren oder etwa 50 Minuten.

Den Balsamico-Essig hinzugeben und weitere 15 weitere kochen. Brühe, Salz und schwarzen Pfeffer hinzugeben und 20 bis 25 Minuten weiter köcheln lassen.

Mit geröstetem Brot servieren und genießen!

. Geröstete Karottensuppe

(Fertig in ca. 50 Minuten | Portionen 4)

Pro Portion: Kalorien: 264; Fett: 18,6 g; Kohlenhydrate: 20,1 g; Eiweiß: 7,4 g

Zutaten

1 ½ Pfund Karotten

4 Esslöffel Olivenöl

1 gelbe Zwiebel, gehackt

2 Knoblauchzehen, gehackt

1/3 Teelöffel gemahlener Kreuzkümmel

Meersalz und weißer Pfeffer nach Geschmack

1/2 Teelöffel Kurkumapulver

4 Tassen Gemüsebrühe

2 Teelöffel Zitronensaft

2 Esslöffel frischer Koriander, grob gehackt

Richtungen

Beginnen Sie, indem Sie Ihren Ofen auf 400 Grad F vorheizen. Legen Sie die Karotten auf ein großes, mit Pergament ausgelegtes Backblech; Die Karotten mit 2 Esslöffeln Olivenöl mischen.

Röste die Karotten etwa 35 Minuten oder bis sie weich sind.

In einem Topf mit schwerem Boden die restlichen 2 Esslöffel Olivenöl erhitzen. Braten Sie nun die Zwiebel und den Knoblauch für etwa 3 Minuten oder bis sie aromatisch sind.

Kreuzkümmel, Salz, Pfeffer, Kurkuma, Gemüsebrühe und geröstete Karotten dazugeben. 12 Minuten weiter köcheln lassen.

Pürieren Sie Ihre Suppe mit einem Stabmixer. Zitronensaft über die Suppe träufeln und mit frischen Korianderblättern garniert servieren. Guten Appetit!

Italienischer Penne-Nudelsalat

(Fertig in ca. 15 Minuten + Kühlzeit | Portionen 3)

Pro Portion: Kalorien: 614; Fett: 18,1 g; Kohlenhydrate: 101 g; Eiweiß: 15,4 g

Zutaten

9 Unzen Penne-Nudeln

9 Unzen Cannellini-Bohnen aus der Dose, abgetropft

1 kleine Zwiebel, in dünne Scheiben geschnitten

1/3 Tasse Niçoise-Oliven, entsteint und in Scheiben geschnitten

2 italienische Paprikaschoten, in Scheiben geschnitten

1 Tasse Kirschtomaten, halbiert

3 Tassen Rucola

Dressing:

3 Esslöffel natives Olivenöl extra

1 Teelöffel Zitronenschale

1 Teelöffel Knoblauch, gehackt

3 Esslöffel Balsamico-Essig

1 Teelöffel italienische Kräutermischung

Meersalz und gemahlener schwarzer Pfeffer nach Geschmack

Richtungen

Die Penne nach Packungsanweisung kochen. Nudeln abgießen und abspülen. Lassen Sie es vollständig abkühlen und geben Sie es dann in eine Salatschüssel.

Dann Bohnen, Zwiebel, Oliven, Paprika, Tomaten und Rucola in die Salatschüssel geben.

Mischen Sie alle Dressing-Zutaten, bis alles gut eingearbeitet ist. Dressieren Sie Ihren Salat und servieren Sie ihn gut gekühlt. Guten Appetit!

Indischer Chana Chaat Salat

(Fertig in ca. 45 Minuten + Kühlzeit | Portionen 4)

Pro Portion: Kalorien: 604; Fett: 23,1 g; Kohlenhydrate: 80 g; Eiweiß: 25,3 g

Zutaten

1 Pfund trockene Kichererbsen, über Nacht eingeweicht

2 San Marzano-Tomaten, gewürfelt

1 persische Gurke, in Scheiben geschnitten

1 Zwiebel, gehackt

1 Paprika, entkernt und in dünne Scheiben geschnitten

1 grüne Chili, entkernt und in dünne Scheiben geschnitten

2 Handvoll Babyspinat

1/2 Teelöffel Kashmiri-Chilipulver

4 Curryblätter, gehackt

1 Esslöffel Chaat Masala

2 Esslöffel frischer Zitronensaft oder nach Geschmack

4 Esslöffel Olivenöl

1 Teelöffel Agavendicksaft

1/2 Teelöffel Senfkörner

1/2 Teelöffel Koriandersamen

2 Esslöffel Sesamsamen, leicht geröstet

2 Esslöffel frischer Koriander, grob gehackt

Richtungen

Die Kichererbsen abtropfen lassen und in einen großen Topf geben. Bedecke die Kichererbsen etwa 2 cm mit Wasser und bringe es zum Kochen.

Drehen Sie die Hitze sofort auf ein Köcheln und kochen Sie etwa 40 Minuten lang weiter.

Kichererbsen mit Tomaten, Gurken, Zwiebeln, Paprika, Spinat, Chilipulver, Curryblättern und Chaat Masala mischen.

In einer kleinen Rührschüssel Zitronensaft, Olivenöl, Agavensirup, Senfkörner und Koriandersamen gründlich vermischen.

Mit Sesam und frischem Koriander garnieren. Guten Appetit!

Tempeh und Nudelsalat nach thailändischer Art

(Fertig in ca. 45 Minuten | Portionen 3)

Pro Portion: Kalorien: 494; Fett: 14,5 g; Kohlenhydrate: 75 g; Eiweiß: 18,7 g

Zutaten

6 Unzen Tempeh

4 Esslöffel Reisessig

4 Esslöffel Sojasauce

2 Knoblauchzehen, gehackt

1 kleine Limette, frisch entsaftet

5 Unzen Reisnudeln

1 Karotte, in Julienne geschnitten

1 Schalotte, gehackt

3 Handvoll Chinakohl, in dünne Scheiben geschnitten

3 Handvoll Grünkohl, in Stücke gerissen

1 Paprika, entkernt und in dünne Scheiben geschnitten

1 Vogelaugen-Chili, gehackt

1/4 Tasse Erdnussbutter

2 Esslöffel Agavendicksaft

Richtungen

Tempeh, 2 Esslöffel Reisessig, Sojasauce, Knoblauch und Limettensaft in eine Keramikschale geben; etwa 40 Minuten marinieren lassen.

In der Zwischenzeit die Reisnudeln nach Packungsanweisung kochen. Nudeln abtropfen lassen und in eine Salatschüssel geben.

Karotte, Schalotte, Kohl, Grünkohl und Paprika in die Salatschüssel geben. Erdnussbutter, die restlichen 2 Esslöffel Reisessig und Agavendicksaft dazugeben und alles gut vermischen.

Mit dem marinierten Tempeh garnieren und sofort servieren. Genießen!

Klassische Brokkolicremesuppe

(Fertig in ca. 35 Minuten | Portionen 4)

Pro Portion: Kalorien: 334; Fett: 24,5 g; Kohlenhydrate: 22,5 g; Eiweiß: 10,2 g

Zutaten

2 Esslöffel Olivenöl

1 Pfund Brokkoliröschen

1 Zwiebel, gehackt

1 Sellerierippe, gehackt

1 Pastinake, gehackt

1 Teelöffel Knoblauch, gehackt

3 Tassen Gemüsebrühe

1/2 Teelöffel getrockneter Dill

1/2 Teelöffel getrockneter Oregano

Meersalz und gemahlener schwarzer Pfeffer nach Geschmack

2 Esslöffel Leinsamenmehl

1 Tasse Vollfett-Kokosmilch

Richtungen

In einem Topf mit schwerem Boden das Olivenöl bei mittlerer bis hoher Hitze erhitzen. Braten Sie nun die Brokkoli-Zwiebel, den Sellerie und die Pastinaken etwa 5 Minuten lang an und rühren Sie regelmäßig um.

Fügen Sie den Knoblauch hinzu und braten Sie ihn 1 Minute lang oder bis er duftet.

Dann Gemüsebrühe, Dill, Oregano, Salz und schwarzen Pfeffer einrühren; zum Kochen bringen. Reduzieren Sie sofort die Hitze auf ein Köcheln und lassen Sie es etwa 20 Minuten kochen.

Die Suppe mit einem Stabmixer pürieren, bis sie cremig und gleichmäßig ist.

Geben Sie die pürierte Mischung in den Topf zurück. Leinsamenmehl und Kokosmilch unterheben; weiter köcheln lassen, bis es durchgeheizt ist oder etwa 5 Minuten.

In vier Servierschalen schöpfen und genießen!

Marokkanischer Linsen- und Rosinensalat

(Fertig in ca. 20 Minuten + Kühlzeit | Portionen 4)

Pro Portion: Kalorien: 418; Fett: 15 g; Kohlenhydrate: 62,9 g; Eiweiß: 12,4 g

Zutaten

1 Tasse rote Linsen, gespült

1 große Karotte, in Julienne geschnitten

1 persische Gurke, in dünne Scheiben geschnitten

1 süße Zwiebel, gehackt

1/2 Tasse goldene Rosinen

1/4 Tasse frische Minze, geschnippelt

1/4 Tasse frischer Basilikum, geschnippelt

1/4 Tasse natives Olivenöl extra

1/4 Tasse Zitronensaft, frisch gepresst

1 Teelöffel abgeriebene Zitronenschale

1/2 Teelöffel frische Ingwerwurzel, geschält und gehackt

1/2 Teelöffel granulierter Knoblauch

1 Teelöffel gemahlener Piment

Meersalz und gemahlener schwarzer Pfeffer nach Geschmack

Richtungen

In einem großen Topf 3 Tassen Wasser und 1 Tasse Linsen zum Kochen bringen.

Drehen Sie die Hitze sofort auf ein Köcheln und kochen Sie Ihre Linsen weitere 15 bis 17 Minuten lang oder bis sie weich, aber noch nicht matschig sind. Abgießen und vollständig abkühlen lassen.

Übertragen Sie die Linsen in eine Salatschüssel; fügen Sie die Karotte, die Gurke und die süße Zwiebel hinzu. Dann fügen Sie die Rosinen, Minze und Basilikum zu Ihrem Salat hinzu.

In einer kleinen Rührschüssel Olivenöl, Zitronensaft, Zitronenschale, Ingwer, Knoblauchgranulat, Piment, Salz und schwarzen Pfeffer verquirlen.

Dressieren Sie Ihren Salat und servieren Sie ihn gut gekühlt. Guten Appetit!

Spargel und Kichererbsensalat

(Fertig in ca. 10 Minuten + Kühlzeit | Portionen 5)

Pro Portion: Kalorien: 198; Fett: 12,9 g; Kohlenhydrate: 17,5 g; Eiweiß: 5,5 g

Zutaten

1 ¼ Pfund Spargel, geputzt und in mundgerechte Stücke geschnitten

5 Unzen Kichererbsen aus der Dose, abgetropft und gespült

1 Chipotle-Pfeffer, entkernt und gehackt

1 italienischer Pfeffer, entkernt und gehackt

1/4 Tasse frische Basilikumblätter, gehackt

1/4 Tasse frische Petersilienblätter, gehackt

2 Esslöffel frische Minzblätter

2 Esslöffel frischer Schnittlauch, gehackt

1 Teelöffel Knoblauch, gehackt

1/4 Tasse natives Olivenöl extra

1 Esslöffel Balsamico-Essig

1 Esslöffel frischer Limettensaft

2 Esslöffel Sojasauce

1/4 Teelöffel gemahlener Piment

1/4 Teelöffel gemahlener Kreuzkümmel

Meersalz und frisch gemahlene Pfefferkörner nach Geschmack z

Richtungen

Einen großen Topf mit gesalzenem Wasser mit dem Spargel zum Kochen bringen; 2 Minuten kochen lassen; abtropfen lassen und spülen.

Den Spargel in eine Salatschüssel geben.

Spargel mit Kichererbsen, Paprika, Kräutern, Knoblauch, Olivenöl, Essig, Limettensaft, Sojasauce und Gewürzen vermengen.

Zum Kombinieren schwenken und sofort servieren. Guten Appetit!

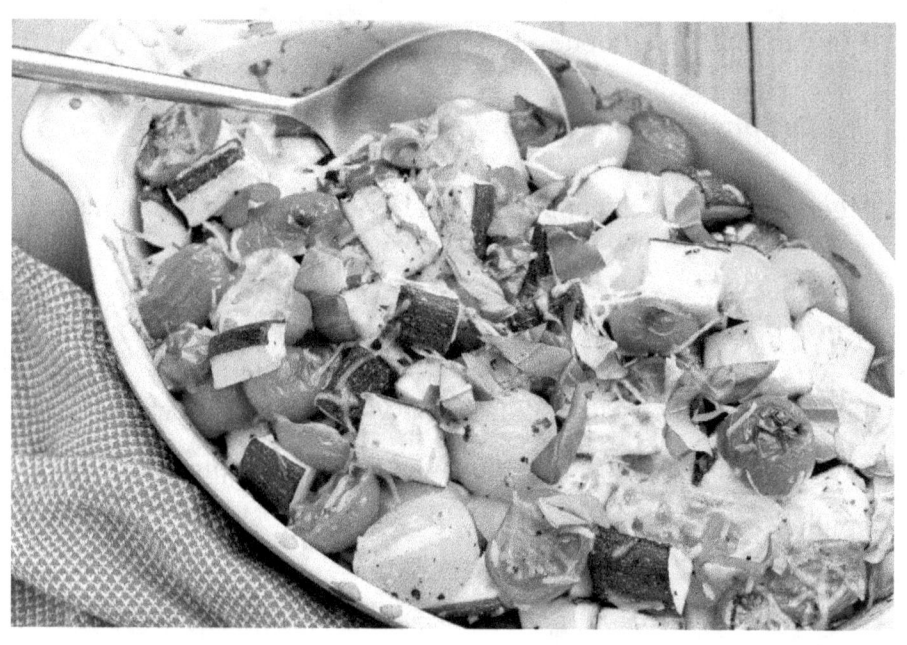

Altmodischer grüner Bohnensalat

(Fertig in ca. 10 Minuten + Kühlzeit | Portionen 4)

Pro Portion: Kalorien: 240; Fett: 14,1 g; Kohlenhydrate: 29 g; Eiweiß: 4,4 g

Zutaten

1 ½ Pfund grüne Bohnen, getrimmt

1/2 Tasse Frühlingszwiebeln, gehackt

1 Teelöffel Knoblauch, gehackt

1 persische Gurke, in Scheiben geschnitten

2 Tassen Traubentomaten, halbiert

1/4 Tasse Olivenöl

1 Teelöffel Feinkostsenf

2 Esslöffel Tamari-Sauce

2 Esslöffel Zitronensaft

1 Esslöffel Apfelessig

1/4 Teelöffel Kreuzkümmelpulver

1/2 Teelöffel getrockneter Thymian

Meersalz und gemahlener schwarzer Pfeffer nach Geschmack

Richtungen

Kochen Sie die grünen Bohnen in einem großen Topf mit Salzwasser, bis sie gerade weich sind oder etwa 2 Minuten.

Bohnen abgießen und vollständig abkühlen lassen; Übertragen Sie sie dann in eine Salatschüssel. Bohnen mit den restlichen Zutaten mischen.

Guten Appetit!

Winterbohnensuppe

(Fertig in ca. 25 Minuten | Portionen 4)

Pro Portion: Kalorien: 234; Fett: 5,5 g; Kohlenhydrate: 32,3 g; Eiweiß: 14,4 g

Zutaten

1 Esslöffel Olivenöl

2 Esslöffel Schalotten, gehackt

1 Karotte, gehackt

1 Pastinake, gehackt

1 Selleriestange, gehackt

1 Teelöffel frischer Knoblauch, gehackt

4 Tassen Gemüsebrühe

2 Lorbeerblätter

1 Rosmarinzweig, gehackt

16 Unzen weiße Bohnen in Dosen

Flockiges Meersalz und gemahlener schwarzer Pfeffer nach Geschmack

Richtungen

In einem Topf mit dickem Boden die Olive bei mittlerer Hitze erhitzen. Braten Sie nun die Schalotten, die Karotte, die Pastinake und den Sellerie etwa 3 Minuten lang an oder bis das Gemüse gerade weich ist.

Fügen Sie den Knoblauch hinzu und braten Sie ihn 1 Minute lang oder bis er aromatisch ist.

Dann Gemüsebrühe, Lorbeerblätter und Rosmarin dazugeben und aufkochen. Reduzieren Sie sofort die Hitze auf ein Köcheln und lassen Sie es 10 Minuten kochen.

Die weißen Bohnen unterheben und noch etwa 5 Minuten weiter köcheln lassen, bis alles gut erhitzt ist. Mit Salz und schwarzem Pfeffer abschmecken.

In einzelne Schalen schöpfen, die Lorbeerblätter wegwerfen und heiß servieren. Guten Appetit!

Cremini-Pilzsuppe nach italienischer Art

(Fertig in ca. 15 Minuten | Portionen 3)

Pro Portion: Kalorien: 154; Fett: 12,3 g; Kohlenhydrate: 9,6 g; Eiweiß: 4,4 g

Zutaten

3 Esslöffel vegane Butter

1 weiße Zwiebel, gehackt

1 rote Paprika, gehackt

1/2 Teelöffel Knoblauch, gepresst

3 Tassen Cremini-Pilze, gehackt

2 Esslöffel Mandelmehl

3 Tassen Wasser

1 Teelöffel italienische Kräutermischung

Meersalz und gemahlener schwarzer Pfeffer nach Geschmack

1 gehäufter Esslöffel frischer Schnittlauch, grob gehackt

Richtungen

In einem Suppentopf die vegane Butter bei mittlerer Hitze schmelzen. Sobald sie heiß sind, Zwiebel und Paprika etwa 3 Minuten anbraten, bis sie weich sind.

Knoblauch und Cremini-Pilze hinzugeben und weiter braten, bis die Pilze weich sind. Mandelmehl über die Pilze streuen und etwa 1 Minute weitergaren.

Fügen Sie die restlichen Zutaten hinzu. Zugedeckt köcheln lassen und weitere 5 bis 6 Minuten weiterkochen, bis die Flüssigkeit leicht eingedickt ist.

In drei Suppentassen schöpfen und mit frischem Schnittlauch garnieren. Guten Appetit!

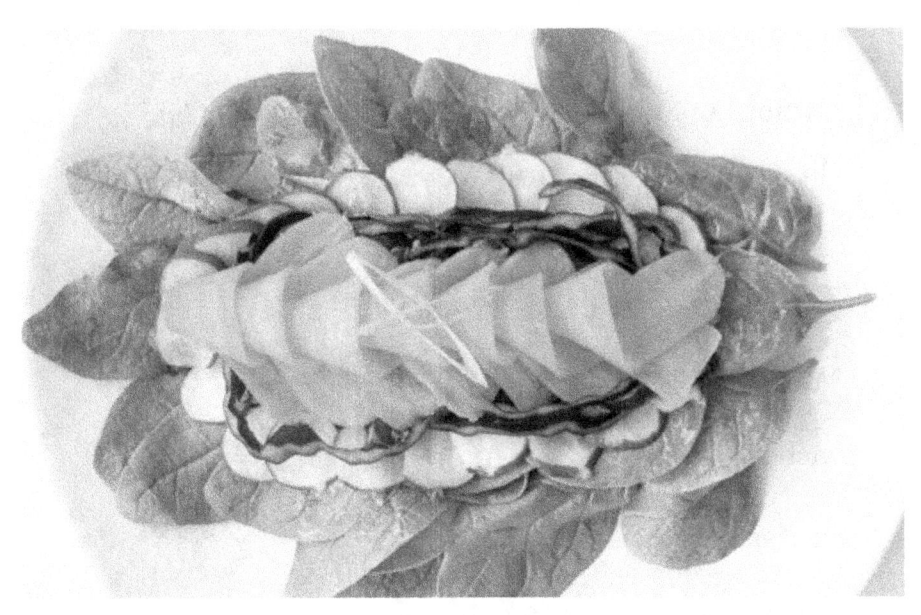

Kartoffelcremesuppe mit Kräutern

(Fertig in ca. 40 Minuten | Portionen 4)

Pro Portion: Kalorien: 400; Fett: 9 g; Kohlenhydrate: 68,7 g; Eiweiß: 13,4 g

Zutaten

2 Esslöffel Olivenöl

1 Zwiebel, gehackt

1 Selleriestange, gehackt

4 große Kartoffeln, geschält und gehackt

2 Knoblauchzehen, gehackt

1 Teelöffel frischer Basilikum, gehackt

1 Teelöffel frische Petersilie, gehackt

1 Teelöffel frischer Rosmarin, gehackt

1 Lorbeer

1 Teelöffel gemahlener Piment

4 Tassen Gemüsebrühe

Salz und frisch gemahlener schwarzer Pfeffer nach Geschmack

2 Esslöffel frischer Schnittlauch gehackt

Richtungen

In einem Topf mit schwerem Boden das Olivenöl bei mittlerer bis hoher Hitze erhitzen. Sobald sie heiß sind, Zwiebel, Sellerie und Kartoffeln etwa 5 Minuten lang anbraten, dabei regelmäßig umrühren.

Knoblauch, Basilikum, Petersilie, Rosmarin, Lorbeer und Piment hinzugeben und 1 Minute weiter sautieren oder bis es duftet.

Nun die Gemüsebrühe, Salz und schwarzen Pfeffer hinzugeben und schnell zum Kochen bringen. Reduzieren Sie die Hitze sofort auf ein Köcheln und lassen Sie es etwa 30 Minuten kochen.

Die Suppe mit einem Stabmixer pürieren, bis sie cremig und gleichmäßig ist.

Erhitzen Sie Ihre Suppe und servieren Sie sie mit frischem Schnittlauch. Guten Appetit!

Quinoa-Avocado-Salat

(Fertig in ca. 15 Minuten + Kühlzeit | Portionen 4)

Pro Portion: Kalorien: 399; Fett: 24,3 g; Kohlenhydrate: 38,5 g; Eiweiß: 8,4 g

Zutaten

1 Tasse Quinoa, gespült

1 Zwiebel, gehackt

1 Tomate, gewürfelt

2 geröstete Paprika, in Streifen geschnitten

2 Esslöffel Petersilie, gehackt

2 Esslöffel Basilikum, gehackt

1/4 Tasse natives Olivenöl extra

2 Esslöffel Rotweinessig

2 Esslöffel Zitronensaft

1/4 Teelöffel Cayennepfeffer

Meersalz und frisch gemahlener schwarzer Pfeffer zum Würzen

1 Avocado, geschält, entsteint und in Scheiben geschnitten

1 Esslöffel Sesam, geröstet

Richtungen

Wasser und Quinoa in einen Topf geben und zum Kochen bringen. Drehen Sie die Hitze sofort auf ein Köcheln.

Etwa 13 Minuten köcheln lassen, bis die Quinoa das gesamte Wasser aufgenommen hat; Den Quinoa mit einer Gabel auflockern und vollständig abkühlen lassen. Gib die Quinoa dann in eine Salatschüssel.

Zwiebel, Tomate, geröstete Paprika, Petersilie und Basilikum in die Salatschüssel geben. In einer anderen kleinen Schüssel Olivenöl, Essig, Zitronensaft, Cayennepfeffer, Salz und schwarzen Pfeffer verquirlen.

Dress Ihren Salat und werfen, um gut zu kombinieren. Mit Avocadoscheiben belegen und mit gerösteten Sesamsamen garnieren.

Guten Appetit!

Taboulé-Salat mit Tofu

(Fertig in ca. 20 Minuten + Kühlzeit | Portionen 4)

Pro Portion: Kalorien: 379; Fett: 18,3 g; Kohlenhydrate: 40,7 g; Eiweiß: 19,9 g

Zutaten

1 Tasse Bulgurweizen

2 San Marzano-Tomaten, in Scheiben geschnitten

1 persische Gurke, in dünne Scheiben geschnitten

2 Esslöffel Basilikum, gehackt

2 Esslöffel Petersilie, gehackt

4 Frühlingszwiebeln, gehackt

2 Tassen Rucola

2 Tassen Babyspinat, in Stücke gerissen

4 Esslöffel Tahin

4 Esslöffel Zitronensaft

1 Esslöffel Sojasauce

1 Teelöffel frischer Knoblauch, gepresst

Meersalz und gemahlener schwarzer Pfeffer nach Geschmack

12 Unzen geräucherter Tofu, gewürfelt

Richtungen

In einem Topf 2 Tassen Wasser und den Bulgur zum Kochen bringen. Drehen Sie die Hitze sofort auf ein Köcheln und lassen Sie es etwa 20 Minuten kochen oder bis der Bulgur weich ist und das Wasser fast absorbiert ist. Mit einer Gabel auflockern und zum Abkühlen auf einem großen Blech verteilen.

Den Bulgur in eine Salatschüssel geben, gefolgt von den Tomaten, Gurken, Basilikum, Petersilie, Frühlingszwiebeln, Rucola und Spinat.

In einer kleinen Rührschüssel Tahini, Zitronensaft, Sojasauce, Knoblauch, Salz und schwarzen Pfeffer verquirlen. Den Salat anmachen und mischen.

Garniere deinen Salat mit dem Räuchertofu und serviere ihn bei Zimmertemperatur. Guten Appetit!

Garten Nudelsalat

(Fertig in ca. 10 Minuten + Kühlzeit | Portionen 4)

Pro Portion: Kalorien: 479; Fett: 15 g; Kohlenhydrate: 71,1 g; Eiweiß: 14,9 g

Zutaten

12 Unzen Rotini-Nudeln

1 kleine Zwiebel, in dünne Scheiben geschnitten

1 Tasse Kirschtomaten, halbiert

1 Paprika, gehackt

1 Jalapenopfeffer, gehackt

1 EL Kapern, abgetropft

2 Tassen Eisbergsalat, in Stücke gerissen

2 Esslöffel frische Petersilie, gehackt

2 Esslöffel frischer Koriander, gehackt

2 Esslöffel frischer Basilikum, gehackt

1/4 Tasse Olivenöl

2 Esslöffel Apfelessig

1 Teelöffel Knoblauch, gepresst

Koscheres Salz und gemahlener schwarzer Pfeffer nach Geschmack

2 Esslöffel Nährhefe

2 Esslöffel Pinienkerne, geröstet und gehackt d

Richtungen

Die Nudeln nach Packungsanweisung kochen. Nudeln abgießen und abspülen. Lassen Sie es vollständig abkühlen und geben Sie es dann in eine Salatschüssel.

Dann Zwiebel, Tomaten, Paprika, Kapern, Salat, Petersilie, Koriander und Basilikum in die Salatschüssel geben.

Olivenöl, Essig, Knoblauch, Salz, schwarzen Pfeffer und Nährhefe verquirlen. Den Salat anrichten und mit gerösteten Pinienkernen garnieren. Guten Appetit!

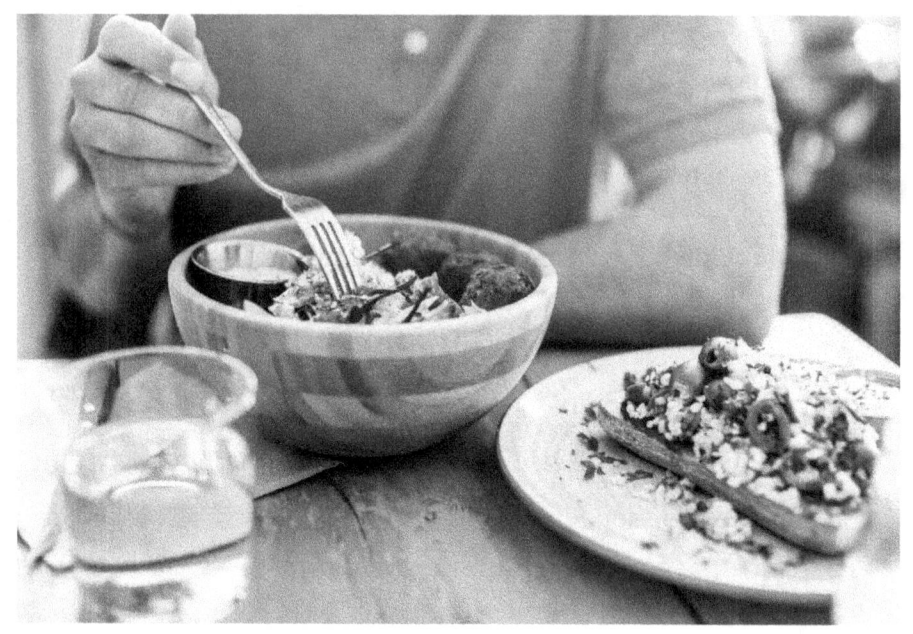

Traditioneller ukrainischer Borschtsch

(Fertig in ca. 40 Minuten | Portionen 4)

Pro Portion: Kalorien: 367; Fett: 9,3 g; Kohlenhydrate: 62,7 g; Eiweiß: 12,1 g

Zutaten

2 Esslöffel Sesamöl

1 rote Zwiebel, gehackt

2 Karotten, geputzt und in Scheiben geschnitten

2 große Rüben, geschält und in Scheiben geschnitten

2 große Kartoffeln, geschält und gewürfelt

4 Tassen Gemüsebrühe

2 Knoblauchzehen, gehackt

1/2 Teelöffel Kümmel

1/2 Teelöffel Selleriesamen

1/2 Teelöffel Fenchelsamen

1 Pfund Rotkohl, geraspelt

1/2 Teelöffel gemischte Pfefferkörner, frisch geknackt

Koscheres Salz nach Geschmack

2 Lorbeerblätter

2 Esslöffel Weinessig

Richtungen

In einem Dutch Oven das Sesamöl bei mäßiger Flamme erhitzen. Sobald sie heiß sind, sautieren Sie die Zwiebeln etwa 6 Minuten lang, bis sie weich und durchscheinend sind.

Karotten, Rüben und Kartoffeln zugeben und weitere 10 Minuten sautieren, dabei regelmäßig die Gemüsebrühe hinzugeben.

Als nächstes Knoblauch, Kümmel, Selleriesamen, Fenchelsamen unterrühren und weitere 30 Sekunden sautieren.

Kohl, gemischte Pfefferkörner, Salz und Lorbeerblätter hinzufügen. Mit der restlichen Brühe aufgießen und aufkochen.

Drehen Sie die Hitze sofort auf ein Köcheln und kochen Sie weitere 20 bis 23 Minuten länger, bis das Gemüse weich ist.

In einzelne Schüsseln schöpfen und Weinessig darüber träufeln. Servieren und genießen!

Beluga-Linsen-Salat

(Fertig in ca. 20 Minuten + Kühlzeit | Portionen 4)

Pro Portion: Kalorien: 338; Fett: 16,3 g; Kohlenhydrate: 37,2 g; Eiweiß: 13 g

Zutaten

1 Tasse Beluga-Linsen, gespült

1 persische Gurke, in Scheiben geschnitten

1 große Tomaten, in Scheiben geschnitten

1 rote Zwiebel, gehackt

1 Paprika, in Scheiben geschnitten

1/4 Tasse frischer Basilikum, gehackt

1/4 Tasse frische italienische Petersilie, gehackt

2 Unzen grüne Oliven, entsteint und in Scheiben geschnitten

1/4 Tasse Olivenöl

4 Esslöffel Zitronensaft

1 Teelöffel Feinkostsenf

1/2 Teelöffel Knoblauch, gehackt

1/2 Teelöffel rote Paprikaflocken, zerdrückt

Meersalz und gemahlener schwarzer Pfeffer nach Geschmack

Richtungen

In einem großen Topf 3 Tassen Wasser und 1 Tasse Linsen zum Kochen bringen.

Drehen Sie die Hitze sofort auf ein Köcheln und kochen Sie Ihre Linsen weitere 15 bis 17 Minuten oder bis sie weich, aber nicht matschig sind. Abgießen und vollständig abkühlen lassen.

Übertragen Sie die Linsen in eine Salatschüssel; Gurken, Tomaten, Zwiebeln, Paprika, Basilikum, Petersilie und Oliven hinzufügen.

In einer kleinen Rührschüssel Olivenöl, Zitronensaft, Senf, Knoblauch, Paprika, Salz und schwarzen Pfeffer verquirlen.

Den Salat anmachen, vermengen und gut gekühlt servieren. Guten Appetit!

Naan-Salat nach indischer Art

(Fertig in ca. 10 Minuten | Portionen 3)

Pro Portion: Kalorien: 328; Fett: 17,3 g; Kohlenhydrate: 36,6 g; Eiweiß: 6,9 g

Zutaten

3 Esslöffel Sesamöl

1 Teelöffel Ingwer, geschält und gehackt

1/2 Teelöffel Kreuzkümmel

1/2 Teelöffel Senfkörner

1/2 Teelöffel gemischte Pfefferkörner

1 Esslöffel Curryblätter

3 Naanbrote, in mundgerechte Stücke gebrochen

1 Schalotte, gehackt

2 Tomaten, gehackt

Himalaya-Salz, nach Geschmack

1 Esslöffel Sojasauce

Richtungen

Erhitzen Sie 2 Esslöffel Sesamöl in einer beschichteten Pfanne bei mäßig hoher Hitze.

Ingwer, Kreuzkümmel, Senfkörner, gemischte Pfefferkörner und Curryblätter etwa 1 Minute lang anbraten, bis sie duften.

Rühren Sie die Naan-Brote ein und kochen Sie sie unter regelmäßigem Rühren weiter, bis sie goldbraun und gut mit den Gewürzen überzogen sind.

Schalotte und Tomaten in eine Salatschüssel geben; Mit dem Salz, der Sojasauce und dem restlichen 1 Esslöffel Sesamöl mischen.

Legen Sie das geröstete Naan auf Ihren Salat und servieren Sie es bei Zimmertemperatur. Genießen!

Gerösteter Paprikasalat nach griechischer Art

(Fertig in ca. 10 Minuten | Portionen 2)

Pro Portion: Kalorien: 185; Fett: 11,5 g; Kohlenhydrate: 20,6 g; Eiweiß: 3,7 g

Zutaten

2 rote Paprika

2 gelbe Paprika

2 Knoblauchzehen, gepresst

4 Teelöffel natives Olivenöl extra

1 Esslöffel Kapern, gespült und abgetropft

2 Esslöffel Rotweinessig

Meersalz und gemahlener Pfeffer nach Geschmack

1 Teelöffel frischer Dill, gehackt

1 Teelöffel frischer Oregano, gehackt

1/4 Tasse Kalamata-Oliven, entsteint und in Scheiben geschnitten

Richtungen

Die Paprika auf einem mit Backpapier ausgelegten Backblech etwa 10 Minuten braten, dabei die Pfanne nach der Hälfte der Garzeit drehen, bis sie von allen Seiten verkohlt sind.

Decken Sie die Paprika dann mit einer Plastikfolie ab, um sie zu dämpfen. Haut, Kerne und Kerne entsorgen.

Paprika in Streifen schneiden und in eine Salatschüssel geben. Fügen Sie die restlichen Zutaten hinzu und mischen Sie alles, um es gut zu kombinieren.

Bis zum Servieren in den Kühlschrank stellen. Guten Appetit!

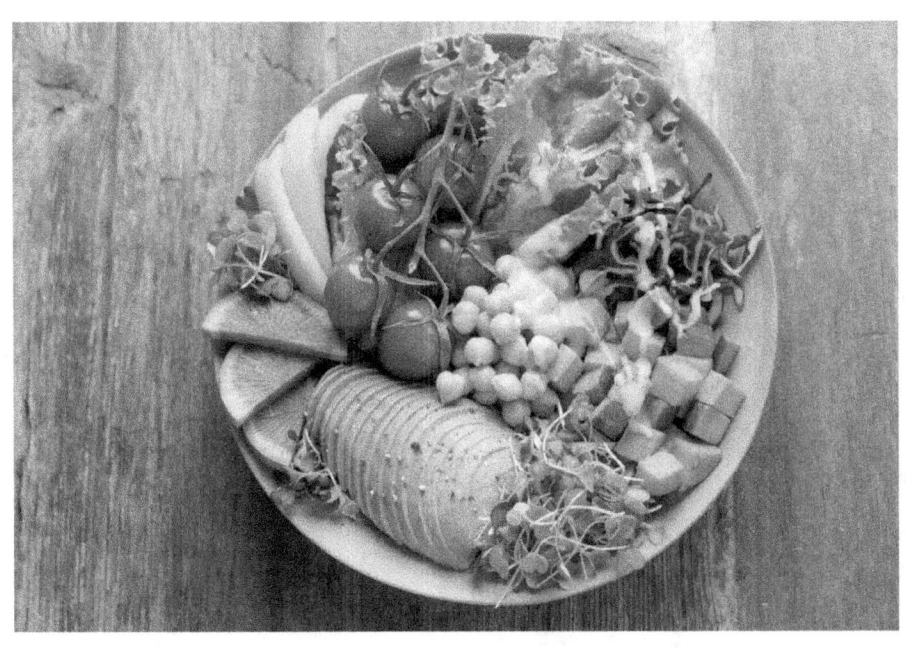

Kidneybohnen- und Kartoffelsuppe

(Fertig in ca. 30 Minuten | Portionen 4)

Pro Portion: Kalorien: 266; Fett: 7,7 g; Kohlenhydrate: 41,3 g; Eiweiß: 9,3 g

Zutaten

2 Esslöffel Olivenöl

1 Zwiebel, gehackt

1 Pfund Kartoffeln, geschält und gewürfelt

1 mittelgroße Stangensellerie, gehackt

2 Knoblauchzehen, gehackt

1 Teelöffel Paprika

4 Tassen Wasser

2 Esslöffel veganes Brühpulver

16 Unzen Kidneybohnen aus der Dose, abgetropft

2 Tassen Babyspinat

Meersalz und gemahlener schwarzer Pfeffer nach Geschmack

Richtungen

In einem Topf mit dickem Boden die Olive bei mittlerer Hitze erhitzen. Braten Sie nun die Zwiebel, die Kartoffeln und den Sellerie etwa 5 Minuten lang an oder bis die Zwiebel durchscheinend und zart ist.

Fügen Sie den Knoblauch hinzu und braten Sie ihn 1 Minute lang oder bis er aromatisch ist.

Dann das Paprikapulver, das Wasser und das vegane Bouillonpulver hinzugeben und zum Kochen bringen. Reduzieren Sie sofort die Hitze auf ein Köcheln und lassen Sie es 15 Minuten kochen.

Die weißen Bohnen und den Spinat unterheben; ca. 5 Minuten weiter köcheln lassen, bis alles durchgewärmt ist. Mit Salz und schwarzem Pfeffer abschmecken.

In einzelne Schalen schöpfen und heiß servieren. Guten Appetit!

Winter-Quinoa-Salat mit Essiggurken

(Fertig in ca. 20 Minuten + Kühlzeit | Portionen 4)

Pro Portion: Kalorien: 346; Fett: 16,7 g; Kohlenhydrate: 42,6 g; Eiweiß: 9,3 g

Zutaten

1 Tasse Quinoa

4 Knoblauchzehen, gehackt

2 eingelegte Gurken, gehackt

10 Unzen rote Paprika aus der Dose, gehackt

1/2 Tasse grüne Oliven, entsteint und in Scheiben geschnitten

2 Tassen Grünkohl, geraspelt

2 Tassen Eisbergsalat, in Stücke gerissen

4 eingelegte Chilis, gehackt

4 Esslöffel Olivenöl

1 Esslöffel Zitronensaft

1 Teelöffel Zitronenschale

1/2 Teelöffel getrockneter Majoran

Meersalz und gemahlener schwarzer Pfeffer nach Geschmack

1/4 Tasse frischer Schnittlauch, grob gehackt

Richtungen

Zwei Tassen Wasser und die Quinoa in einen Topf geben und zum Kochen bringen. Drehen Sie die Hitze sofort auf ein Köcheln.

Etwa 13 Minuten köcheln lassen, bis die Quinoa das gesamte Wasser aufgenommen hat; Den Quinoa mit einer Gabel auflockern und vollständig abkühlen lassen. Gib die Quinoa dann in eine Salatschüssel.

Knoblauch, eingelegte Gurken, Paprika, Oliven, Kohl, Salat und eingelegte Chilis in die Salatschüssel geben und vermischen.

In einer kleinen Rührschüssel das Dressing zubereiten, indem die restlichen Zutaten verquirlt werden. Den Salat anmachen, gut vermengen und sofort servieren. Guten Appetit!

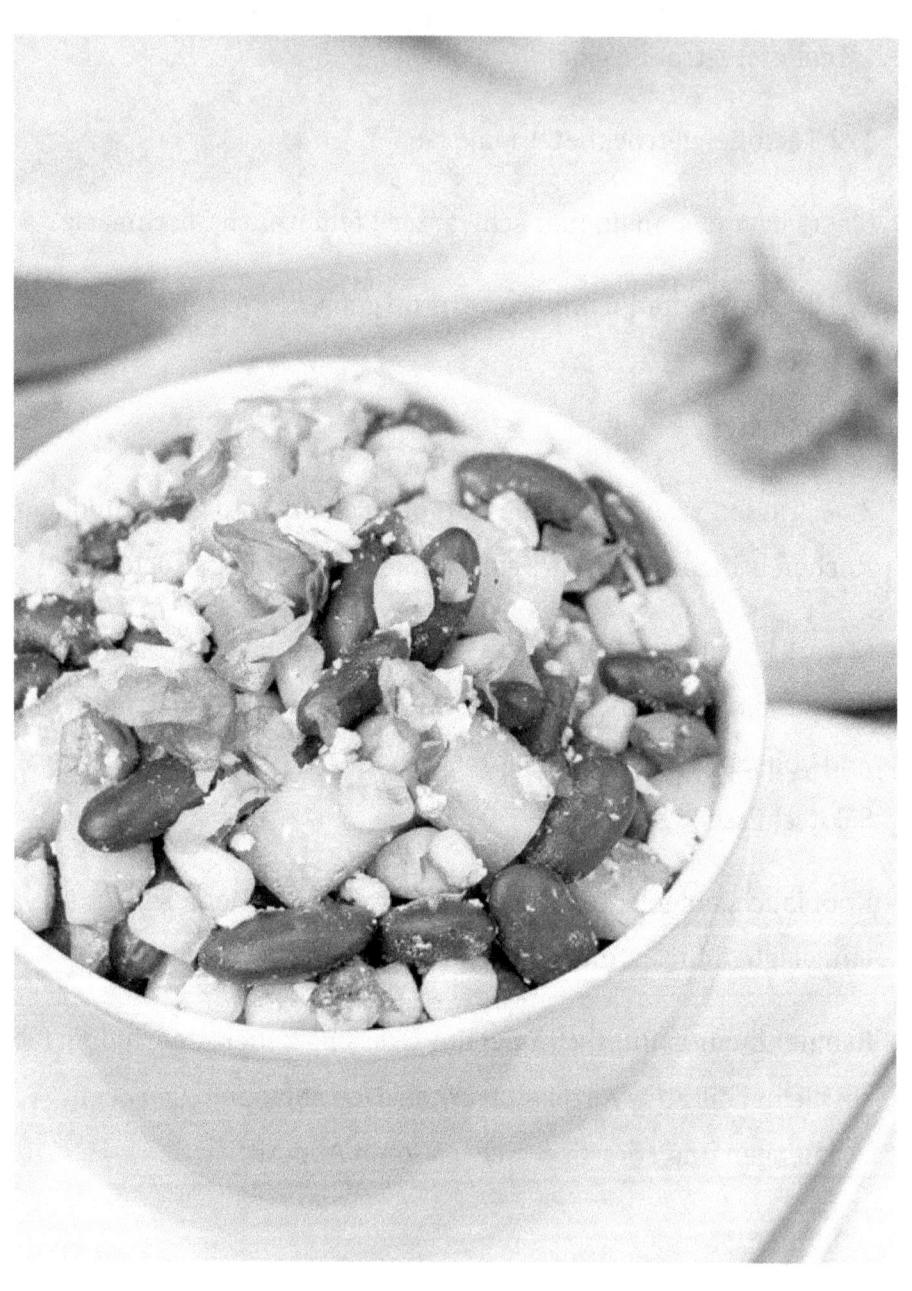

Geröstete Wildpilzsuppe

(Fertig in ca. 55 Minuten | Portionen 3)

Pro Portion: Kalorien: 313; Fett: 23,5 g; Kohlenhydrate: 14,5 g; Eiweiß: 14,5 g

Zutaten

3 Esslöffel Sesamöl

1 Pfund gemischte Waldpilze, in Scheiben geschnitten

1 weiße Zwiebel, gehackt

3 Knoblauchzehen, gehackt und geteilt

2 Zweige Thymian, gehackt

2 Zweige Rosmarin, gehackt

1/4 Tasse Leinsamenmehl

1/4 Tasse trockener Weißwein

3 Tassen Gemüsebrühe

1/2 Teelöffel rote Chiliflocken

Knoblauchsalz und frisch gemahlener schwarzer Pfeffer, zum Abschmecken

Richtungen

Beginnen Sie damit, Ihren Ofen auf 395 Grad F vorzuheizen.

Legen Sie die Pilze in einer einzigen Schicht auf eine mit Pergament ausgelegte Backform. Die Pilze mit 1 Esslöffel Sesamöl beträufeln.

Braten Sie die Pilze im vorgeheizten Ofen etwa 25 Minuten lang oder bis sie weich sind.

Die restlichen 2 Esslöffel des Sesamöls in einem Suppentopf bei mittlerer Hitze erhitzen. Braten Sie die Zwiebel dann etwa 3 Minuten lang an oder bis sie weich und durchscheinend ist.

Fügen Sie dann Knoblauch, Thymian und Rosmarin hinzu und braten Sie etwa 1 Minute lang weiter, bis sie aromatisch sind. Leinsamenmehl über alles streuen.

Die restlichen Zutaten hinzufügen und weitere 10 bis 15 Minuten köcheln lassen oder bis alles durchgekocht ist.

Die gerösteten Champignons unterrühren und weitere 12 Minuten köcheln lassen. In Suppentassen füllen und heiß servieren. Genießen!

Grüne Bohnensuppe nach mediterraner Art

(Fertig in ca. 25 Minuten | Portionen 5)

Pro Portion: Kalorien: 313; Fett: 23,5 g; Kohlenhydrate: 14,5 g; Eiweiß: 14,5 g

Zutaten

2 Esslöffel Olivenöl

1 Zwiebel, gehackt

1 Sellerie mit Blättern, gehackt

1 Karotte, gehackt

2 Knoblauchzehen, gehackt

1 Zucchini, gehackt

5 Tassen Gemüsebrühe

1 ¼ Pfund grüne Bohnen, getrimmt und in mundgerechte Stücke geschnitten

2 mittelgroße Tomaten, püriert

Meersalz und frisch gemahlener schwarzer Pfeffer nach Geschmack

1/2 Teelöffel Cayennepfeffer

1 Teelöffel Oregano

1/2 Teelöffel getrockneter Dill

1/2 Tasse Kalamata-Oliven, entsteint und in Scheiben geschnitten

Richtungen

In einem Topf mit dickem Boden die Olive bei mittlerer Hitze erhitzen. Braten Sie nun die Zwiebel, den Sellerie und die Karotte etwa 4 Minuten lang an oder bis das Gemüse gerade weich ist.

Fügen Sie Knoblauch und Zucchini hinzu und braten Sie 1 Minute lang oder bis sie aromatisch sind.

Dann Gemüsebrühe, grüne Bohnen, Tomaten, Salz, schwarzen Pfeffer, Cayennepfeffer, Oregano und getrockneten Dill unterrühren; zum Kochen bringen. Reduzieren Sie sofort die Hitze auf ein Köcheln und lassen Sie es etwa 15 Minuten kochen.

In einzelne Schalen schöpfen und mit geschnittenen Oliven servieren. Guten Appetit!

Karottencremesuppe

(Fertig in ca. 30 Minuten | Portionen 4)

Pro Portion: Kalorien: 333; Fett: 23 g; Kohlenhydrate: 26 g; Eiweiß: 8,5 g

Zutaten

2 Esslöffel Sesamöl

1 Zwiebel, gehackt

1 ½ Pfund Karotten, getrimmt und gehackt

1 Pastinake, gehackt

2 Knoblauchzehen, gehackt

1/2 Teelöffel Currypulver

Meersalz und Cayennepfeffer nach Geschmack

4 Tassen Gemüsebrühe

1 Tasse Vollfett-Kokosmilch

Richtungen

In einem Topf mit schwerem Boden das Sesamöl bei mittlerer Hitze erhitzen. Nun Zwiebel, Karotten und Pastinaken etwa 5 Minuten unter gelegentlichem Rühren anschwitzen.

Fügen Sie den Knoblauch hinzu und braten Sie ihn 1 Minute lang oder bis er duftet.

Dann Currypulver, Salz, Cayennepfeffer und Gemüsebrühe unterrühren; schnell zum Kochen bringen. Reduzieren Sie die Hitze sofort auf ein Köcheln und lassen Sie es 18 bis 20 Minuten kochen.

Die Suppe mit einem Stabmixer pürieren, bis sie cremig und gleichmäßig ist.

Geben Sie die pürierte Mischung in den Topf zurück. Die Kokosmilch unterheben und weiter köcheln lassen, bis sie durchgewärmt ist oder etwa 5 Minuten länger.

In vier Schüsseln füllen und heiß servieren. Guten Appetit!

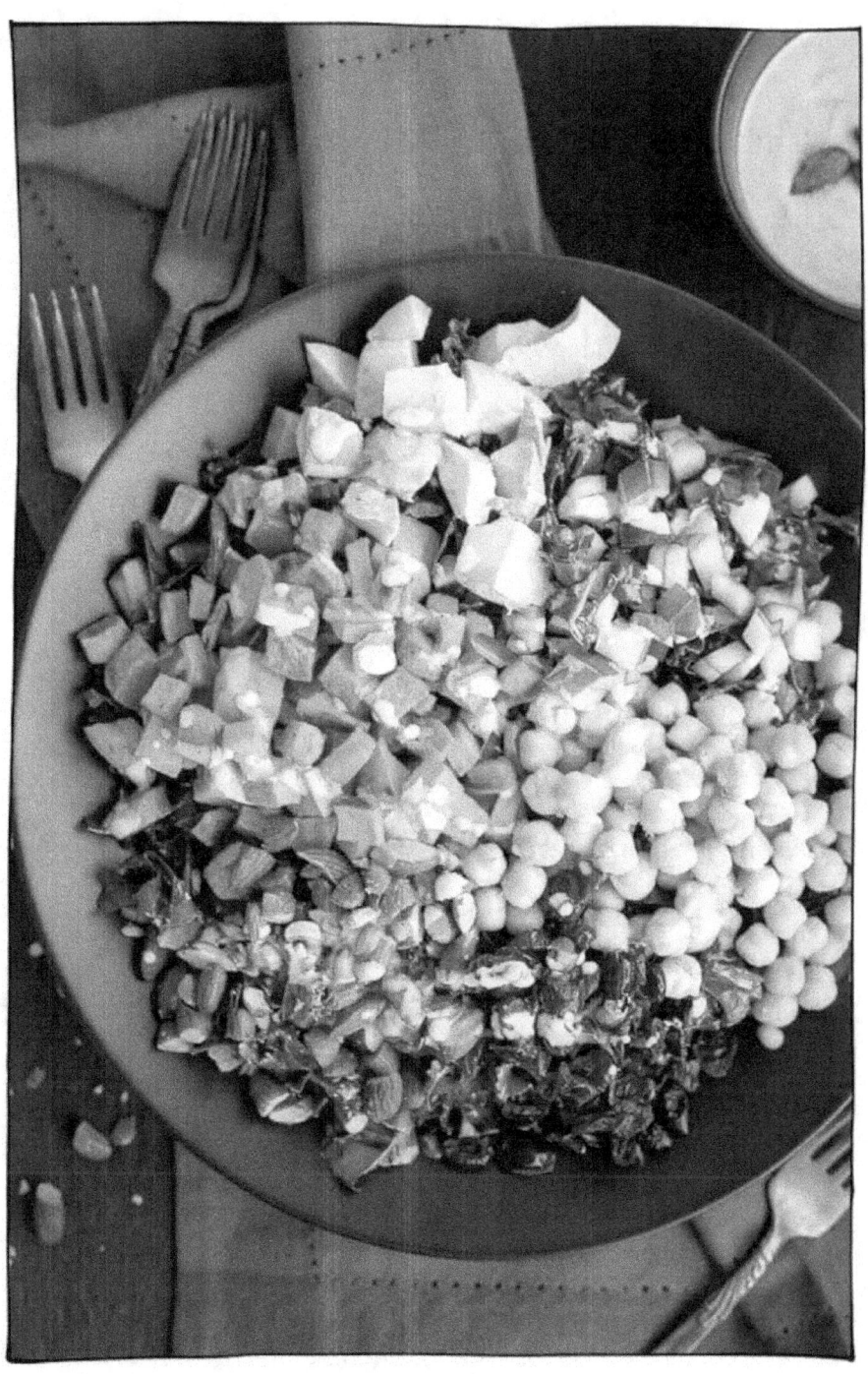

Italienischer Pizzasalat von Nonna

(Fertig in ca. 15 Minuten + Kühlzeit | Portionen 4)

Pro Portion: Kalorien: 595; Fett: 17,2 g; Kohlenhydrate: 93 g; Eiweiß: 16 g

Zutaten

1 Pfund Makkaroni

1 Tasse marinierte Pilze, in Scheiben geschnitten

1 Tasse Traubentomaten, halbiert

4 Esslöffel Frühlingszwiebeln, gehackt

1 Teelöffel Knoblauch, gehackt

1 italienische Paprika, in Scheiben geschnitten

1/4 Tasse natives Olivenöl extra

1/4 Tasse Balsamico-Essig

1 Teelöffel getrockneter Oregano

1 Teelöffel getrocknetes Basilikum

1/2 Teelöffel getrockneter Rosmarin

Meersalz und Cayennepfeffer nach Geschmack

1/2 Tasse schwarze Oliven, in Scheiben geschnitten

Richtungen

Die Nudeln nach Packungsanweisung kochen. Nudeln abgießen und abspülen. Lassen Sie es vollständig abkühlen und geben Sie es dann in eine Salatschüssel.

Dann die restlichen Zutaten hinzufügen und schwenken, bis die Makkaroni gut bedeckt sind.

Schmecken und passen Sie die Gewürze an; Legen Sie den Pizzasalat bis zur Verwendung in Ihren Kühlschrank. Guten Appetit!

Cremige goldene Gemüsesuppe

(Fertig in ca. 45 Minuten | Portionen 4)

Pro Portion: Kalorien: 550; Fett: 27,2 g; Kohlenhydrate: 70,4 g; Eiweiß: 13,2 g

Zutaten

2 Esslöffel Avocadoöl

1 gelbe Zwiebel, gehackt

2 Yukon Gold Kartoffeln, geschält und gewürfelt

2 Pfund Butternusskürbis, geschält, entkernt und gewürfelt

1 Pastinake, geputzt und in Scheiben geschnitten

1 Teelöffel Ingwer-Knoblauch-Paste

1 Teelöffel Kurkumapulver

1 Teelöffel Fenchelsamen

1/2 Teelöffel Chilipulver

1/2 Teelöffel Kürbiskuchengewürz

Koscheres Salz und gemahlener schwarzer Pfeffer nach Geschmack

3 Tassen Gemüsebrühe

1 Tasse Vollfett-Kokosmilch

2 Esslöffel Pepitas

Richtungen

In einem Topf mit schwerem Boden das Öl bei mittlerer Hitze erhitzen. Braten Sie nun die Zwiebel, die Kartoffeln, den Butternusskürbis und die Pastinaken etwa 10 Minuten lang an und rühren Sie regelmäßig um, um ein gleichmäßiges Garen zu gewährleisten.

Fügen Sie die Ingwer-Knoblauch-Paste hinzu und sautieren Sie sie 1 Minute lang oder bis sie aromatisch ist.

Rühren Sie dann Kurkumapulver, Fenchelsamen, Chilipulver, Kürbiskuchengewürz, Salz, schwarzen Pfeffer und Gemüsebrühe ein; zum Kochen bringen. Reduzieren Sie sofort die Hitze auf ein Köcheln und lassen Sie es etwa 25 Minuten kochen.

Die Suppe mit einem Stabmixer pürieren, bis sie cremig und gleichmäßig ist.

Geben Sie die pürierte Mischung in den Topf zurück. Die Kokosmilch unterheben und weiter köcheln lassen, bis sie durchgewärmt ist oder etwa 5 Minuten länger.

In einzelne Schälchen schöpfen und mit Pepitas garniert servieren. Guten Appetit!

geröstete Blumenkohlsuppe

(Fertig in ca. 1 Stunde | Portionen 4)

Pro Portion: Kalorien: 310; Fett: 24 g; Kohlenhydrate: 16,8 g; Eiweiß: 11,8 g

Zutaten

1 ½ Pfund Blumenkohlröschen

4 Esslöffel Olivenöl

1 Zwiebel, gehackt

2 Knoblauchzehen, gehackt

1/2 Teelöffel Ingwer, geschält und gehackt

1 Teelöffel frischer Rosmarin, gehackt

2 Esslöffel frischer Basilikum, gehackt

2 Esslöffel frische Petersilie, gehackt

4 Tassen Gemüsebrühe

Meersalz und gemahlener schwarzer Pfeffer nach Geschmack

1/2 Teelöffel gemahlener Sumach

1/4 Tasse Tahini

1 Zitrone, frisch gepresst

Richtungen

Beginnen Sie damit, den Ofen auf 425 Grad F vorzuheizen. Wenden Sie den Blumenkohl mit 2 Esslöffeln Olivenöl an und legen Sie sie auf eine mit Pergament ausgelegte Bratpfanne.

Braten Sie dann die Blumenkohlröschen etwa 30 Minuten lang und rühren Sie sie ein- oder zweimal, um ein gleichmäßiges Garen zu fördern.

In der Zwischenzeit in einem Topf mit schwerem Boden die restlichen 2 Esslöffel Olivenöl bei mittlerer bis hoher Hitze erhitzen. Braten Sie nun die Zwiebel etwa 4 Minuten lang an, bis sie weich und durchscheinend ist.

Fügen Sie Knoblauch, Ingwer, Rosmarin, Basilikum und Petersilie hinzu und braten Sie es 1 Minute lang oder bis es duftet.

Dann die Gemüsebrühe, Salz, schwarzen Pfeffer und Sumach einrühren und zum Kochen bringen. Reduzieren Sie die Hitze sofort auf ein Köcheln und lassen Sie es etwa 20 bis 22 Minuten kochen.

Die Suppe mit einem Stabmixer pürieren, bis sie cremig und gleichmäßig ist.

Geben Sie die pürierte Mischung in den Topf zurück. Tahini unterheben und etwa 5 Minuten weiter köcheln lassen oder bis alles durchgegart ist.

In einzelne Schälchen schöpfen, mit Zitronensaft garnieren und heiß servieren. Genießen!

GEMÜSE UND BEILAGEN

In Wein und Zitrone geschmorte Artischocken

(Fertig in ca. 35 Minuten | Portionen 4)

Pro Portion: Kalorien: 228; Fett: 15,4 g; Kohlenhydrate: 19,3 g; Eiweiß: 7,2 g

Zutaten

1 große Zitrone, frisch gepresst

1 ½ Pfund Artischocken, getrimmt, harte äußere Blätter und Drosseln entfernt

2 Esslöffel Minzblätter, fein gehackt

2 Esslöffel Korianderblätter, fein gehackt

2 Esslöffel Basilikumblätter, fein gehackt

2 Knoblauchzehen, gehackt

1/4 Tasse trockener Weißwein

1/4 Tasse natives Olivenöl extra, plus mehr zum Beträufeln

Meersalz und frisch gemahlener schwarzer Pfeffer nach Geschmack

Richtungen

Füllen Sie eine Schüssel mit Wasser und fügen Sie den Zitronensaft hinzu. Legen Sie die gereinigten Artischocken in die Schüssel und lassen Sie sie vollständig untergetaucht.

In einer anderen kleinen Schüssel die Kräuter und den Knoblauch gründlich mischen. Reiben Sie Ihre Artischocken mit der Kräutermischung ein.

Wein und Olivenöl in einen Topf geben; die artischocken in den topf geben. Drehen Sie die Hitze auf ein Köcheln und kochen Sie zugedeckt etwa 30 Minuten weiter, bis die Artischocken knusprig-zart sind.

Zum Servieren die Artischocken mit dem Bratensaft beträufeln, mit Salz und schwarzem Pfeffer würzen und genießen!

. Gebratene Karotten mit Kräutern

(Fertig in ca. 25 Minuten | Portionen 4)

Pro Portion: Kalorien: 217; Fett: 14,4 g; Kohlenhydrate: 22,4 g; Eiweiß: 2,3 g

Zutaten

2 Pfund Karotten, getrimmt und längs halbiert

4 Esslöffel Olivenöl

1 Teelöffel granulierter Knoblauch

1 Teelöffel Paprika

Meersalz und frisch gemahlener schwarzer Pfeffer

2 Esslöffel frischer Koriander, gehackt

2 Esslöffel frische Petersilie, gehackt

2 Esslöffel frischer Schnittlauch, gehackt

Richtungen

Beginnen Sie damit, Ihren Ofen auf 400 Grad F vorzuheizen.

Die Karotten mit Olivenöl, granuliertem Knoblauch, Paprika, Salz und schwarzem Pfeffer mischen. Ordnen Sie sie in einer einzigen Schicht auf einem mit Pergament ausgelegten Bratblech an.

Die Karotten im vorgeheizten Ofen etwa 20 Minuten rösten, bis sie weich sind.

Die Karotten mit den frischen Kräutern mischen und sofort servieren. Guten Appetit!

Einfache geschmorte grüne Bohnen

(Fertig in ca. 15 Minuten | Portionen 4)

Pro Portion: Kalorien: 207; Fett: 14,5 g; Kohlenhydrate: 16,5 g; Eiweiß: 5,3 g

Zutaten

4 Esslöffel Olivenöl

1 Karotte, in Streichhölzer geschnitten

1 ½ Pfund grüne Bohnen, getrimmt

4 Knoblauchzehen, geschält

1 Lorbeer

1 ½ Tassen Gemüsebrühe

Meersalz und gemahlener schwarzer Pfeffer nach Geschmack

1 Zitrone, in Spalten geschnitten

Richtungen

Das Olivenöl in einem Topf bei mittlerer Flamme erhitzen. Wenn sie heiß sind, braten Sie die Karotten und grünen Bohnen etwa 5 Minuten lang an und rühren Sie regelmäßig um, um ein gleichmäßiges Garen zu fördern.

Fügen Sie Knoblauch und Lorbeer hinzu und braten Sie eine weitere Minute oder bis sie duften.

Brühe, Salz und schwarzen Pfeffer hinzugeben und zugedeckt etwa 9 Minuten weiter köcheln lassen oder bis die grünen Bohnen weich sind.

Abschmecken, würzen und mit Zitronenspalten servieren. Guten Appetit!

Geschmorter Grünkohl mit Sesam

(Fertig in ca. 10 Minuten | Portionen 4)

Pro Portion: Kalorien: 247; Fett: 19,9 g; Kohlenhydrate: 13,9 g; Eiweiß: 8,3 g

Zutaten

1 Tasse Gemüsebrühe

1 Pfund Grünkohl, gesäubert, harte Stiele entfernt, in Stücke gerissen

4 Esslöffel Olivenöl

6 Knoblauchzehen, gehackt

1 Teelöffel Paprika

Koscheres Salz und gemahlener schwarzer Pfeffer nach Geschmack

4 Esslöffel Sesamsamen, leicht geröstet

Richtungen

In einem Topf die Gemüsebrühe zum Kochen bringen; Fügen Sie die Grünkohlblätter hinzu und drehen Sie die Hitze auf ein Köcheln. Etwa 5 Minuten kochen, bis der Grünkohl weich geworden ist; Reservieren.

Das Öl im selben Topf bei mittlerer Hitze erhitzen. Braten Sie den Knoblauch, sobald er heiß ist, etwa 30 Sekunden lang oder bis er aromatisch ist.

Fügen Sie den reservierten Grünkohl, Paprika, Salz und schwarzen Pfeffer hinzu und lassen Sie es noch ein paar Minuten kochen oder bis es durchgewärmt ist.

Mit leicht geröstetem Sesam garnieren und sofort servieren. Guten Appetit!

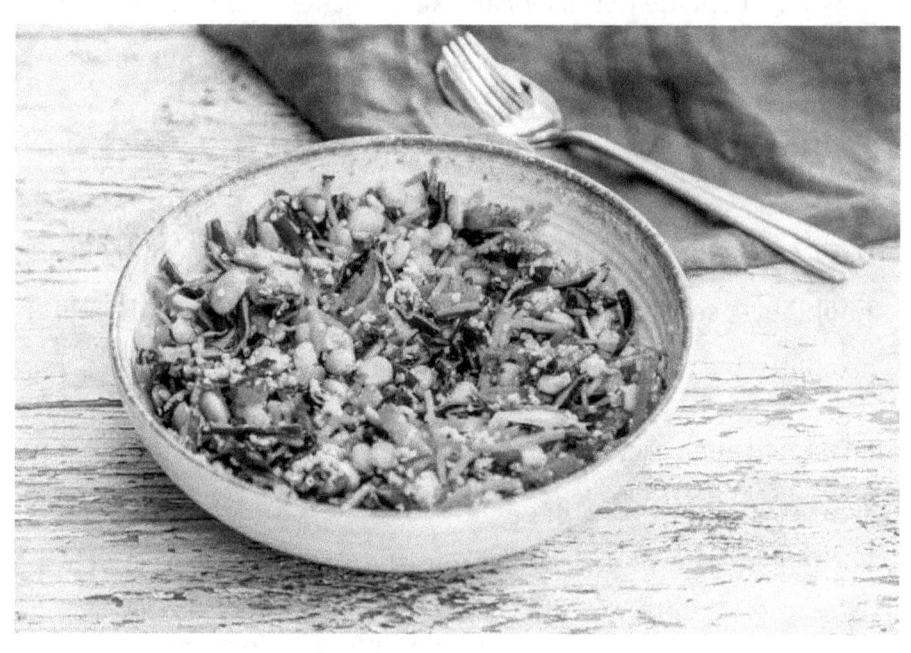

Gebratenes Wintergemüse

(Fertig in ca. 45 Minuten | Portionen 4)

Pro Portion: Kalorien: 255; Fett: 14 g; Kohlenhydrate: 31 g; Eiweiß: 3g

Zutaten

1/2 Pfund Karotten, in 1-Zoll-Stücke schneiden

1/2 Pfund Pastinaken, in 1-Zoll-Stücke schneiden

1/2 Pfund Sellerie, in 1-Zoll-Stücke schneiden

1/2 Pfund Süßkartoffeln, in 1-Zoll-Stücke schneiden

1 große Zwiebel, in Spalten schneiden

1/4 Tasse Olivenöl

1 Teelöffel rote Paprikaflocken

1 Teelöffel getrocknetes Basilikum

1 Teelöffel getrockneter Oregano

1 Teelöffel getrockneter Thymian

Meersalz und frisch gemahlener schwarzer Pfeffer

Richtungen

Beginnen Sie damit, Ihren Ofen auf 420 Grad F vorzuheizen.

Das Gemüse mit dem Olivenöl und den Gewürzen vermengen. Ordnen Sie sie auf einer mit Pergament ausgelegten Bratpfanne an.

Etwa 25 Minuten braten. Das Gemüse umrühren und weitere 20 Minuten garen.

Guten Appetit!

Traditionelle marokkanische Tajine

(Fertig in ca. 30 Minuten | Portionen 4)

Pro Portion: Kalorien: 258; Fett: 12,2 g; Kohlenhydrate: 31 g; Eiweiß: 8,1 g

Zutaten

3 Esslöffel Olivenöl

1 große Schalotte, gehackt

1 Teelöffel Ingwer, geschält und gehackt

4 Knoblauchzehen, gehackt

2 mittelgroße Karotten, geputzt und gehackt

2 mittelgroße Pastinaken, getrimmt und gehackt

2 mittelgroße Süßkartoffeln, geschält und gewürfelt

Meersalz und gemahlener schwarzer Pfeffer nach Geschmack

1 Teelöffel scharfe Soße

1 Teelöffel Bockshornklee

1/2 Teelöffel Safran

1/2 Teelöffel Kümmel

2 große Tomaten, püriert

4 Tassen Gemüsebrühe

1 Zitrone, in Spalten geschnitten

Richtungen

In einem Dutch Oven das Olivenöl bei mittlerer Hitze erhitzen. Sobald sie heiß sind, die Schalotten 4 bis 5 Minuten anbraten, bis sie weich sind.

Braten Sie dann den Ingwer und den Knoblauch etwa 40 Sekunden lang oder bis sie aromatisch sind.

Die restlichen Zutaten, bis auf die Zitrone, hinzugeben und zum Kochen bringen. Drehen Sie die Hitze sofort auf ein Köcheln.

Etwa 25 Minuten köcheln lassen oder bis das Gemüse weich geworden ist. Mit frischen Zitronenspalten servieren und genießen!

Chinakohl-Pfanne

(Fertig in ca. 10 Minuten | Portionen 3)

Pro Portion: Kalorien: 228; Fett: 20,7 g; Kohlenhydrate: 9,2 g; Eiweiß: 4,4 g

Zutaten

3 Esslöffel Sesamöl

1 Pfund Chinakohl, in Scheiben geschnitten

1/2 Teelöffel chinesisches Fünf-Gewürze-Pulver

Koscheres Salz nach Geschmack

1/2 Teelöffel Szechuan-Pfeffer

2 Esslöffel Sojasauce

3 Esslöffel Sesamsamen, leicht geröstet

Richtungen

In einem Wok das Sesamöl erhitzen, bis es brutzelt. Den Kohl etwa 5 Minuten unter Rühren braten.

Gewürze und Sojasauce einrühren und unter häufigem Rühren ca. 5 Minuten weiterkochen, bis der Kohl knackig-zart und aromatisch ist.

Sesam darüber streuen und sofort servieren.

Sautierter Blumenkohl mit Sesam

(Fertig in ca. 15 Minuten | Portionen 4)

Pro Portion: Kalorien: 217; Fett: 17 g; Kohlenhydrate: 13,2 g; Eiweiß: 7,1 g

Zutaten

1 Tasse Gemüsebrühe

1 ½ Pfund Blumenkohlröschen

4 Esslöffel Olivenöl

2 Frühlingszwiebelstiele, gehackt

4 Knoblauchzehen, gehackt

Meersalz und frisch gemahlener schwarzer Pfeffer nach Geschmack

2 Esslöffel Sesamsamen, leicht geröstet

Richtungen

In einem großen Topf die Gemüsebrühe zum Kochen bringen; fügen Sie dann den Blumenkohl hinzu und kochen Sie ihn etwa 6 Minuten lang oder bis er weich ist; Reservieren.

Dann das Olivenöl erhitzen, bis es brutzelt; Braten Sie nun die Frühlingszwiebeln und den Knoblauch etwa 1 Minute lang an oder bis sie zart und aromatisch sind.

Fügen Sie den reservierten Blumenkohl hinzu, gefolgt von Salz und schwarzem Pfeffer; etwa 5 Minuten weiter köcheln lassen oder bis es durchgeheizt ist

Mit geröstetem Sesam garnieren und sofort servieren. Guten Appetit!

Süße Karottenpüree

(Fertig in ca. 25 Minuten | Portionen 4)

Pro Portion: Kalorien: 270; Fett: 14,8 g; Kohlenhydrate: 29,2 g; Eiweiß: 4,5 g

Zutaten

1 ½ Pfund Karotten, getrimmt

3 Esslöffel vegane Butter

1 Tasse Frühlingszwiebeln, in Scheiben geschnitten

1 Esslöffel Ahornsirup

1/2 Teelöffel Knoblauchpulver

1/2 Teelöffel gemahlener Piment

Meersalz, nach Geschmack

1/2 Tasse Sojasauce

2 Esslöffel frischer Koriander, gehackt

Richtungen

Die Karotten etwa 15 Minuten dämpfen, bis sie sehr zart sind; gut abtropfen lassen.

In einer Bratpfanne die Butter schmelzen, bis sie brutzelt. Drehen Sie jetzt die Hitze herunter, um ein anhaltendes Zischen aufrechtzuerhalten.

Kochen Sie nun die Frühlingszwiebeln, bis sie weich sind. Ahornsirup, Knoblauchpulver, gemahlenen Piment, Salz und Sojasauce etwa 10 Minuten lang oder bis sie karamellisiert sind, dazugeben.

Fügen Sie die karamellisierten Frühlingszwiebeln zu Ihrer Küchenmaschine hinzu; fügen Sie die Karotten hinzu und pürieren Sie die Zutaten, bis alles gut vermischt ist.

Mit frischem Koriander garniert servieren. Genießen!

Sautiertes Kohlrabi

(Fertig in ca. 15 Minuten | Portionen 4)

Pro Portion: Kalorien: 140; Fett: 8,8 g; Kohlenhydrate: 13 g; Eiweiß: 4,4 g

Zutaten

2 Esslöffel Olivenöl

1 Zwiebel, in Scheiben geschnitten

2 Knoblauchzehen, in Scheiben geschnitten

1 ½ Pfund Kohlrabi gesäubert und gehackt

1/4 Tasse Gemüsebrühe

1/4 Tasse trockener Weißwein

1/2 Teelöffel getrockneter Oregano

1 Teelöffel getrocknete Petersilienflocken

Koscheres Salz und gemahlener schwarzer Pfeffer nach Geschmack

Richtungen

In einer Bratpfanne das Olivenöl bei mäßig hoher Hitze erhitzen.

Braten Sie die Zwiebel nun 3 bis 4 Minuten lang an oder bis sie weich und durchscheinend ist. Fügen Sie den Knoblauch hinzu und kochen Sie weitere 30 Sekunden oder bis er aromatisch ist.

Rübengrün, Brühe, Wein, Oregano und Petersilie unterrühren; Braten Sie weitere 6 Minuten oder bis sie vollständig zusammengefallen sind.

Mit Salz und schwarzem Pfeffer abschmecken und warm servieren. Guten Appetit!

Yukon Gold Kartoffelpüree

(Fertig in ca. 25 Minuten | Portionen 5)

Pro Portion: Kalorien: 221; Fett: 7,9 g; Kohlenhydrate: 34,1 g; Eiweiß: 4,7 g

Zutaten

2 Pfund Yukon Gold-Kartoffeln, geschält und gewürfelt

1 Knoblauchzehe, gepresst

Meersalz und Paprikaflocken nach Geschmack

3 Esslöffel vegane Butter

1/2 Tasse Sojamilch

2 Esslöffel Frühlingszwiebeln, in Scheiben geschnitten

Richtungen

Bedecken Sie die Kartoffeln mit einem oder zwei Zoll kaltem Wasser. Die Kartoffeln in leicht kochendem Wasser etwa 20 Minuten garen.

Dann die Kartoffeln zusammen mit Knoblauch, Salz, Paprika, Butter und Milch bis zur gewünschten Konsistenz pürieren.

Mit frischen Frühlingszwiebeln garniert servieren. Guten Appetit!

Aromatisch sautierter Schweizer Mangold

(Fertig in ca. 15 Minuten | Portionen 4)

Pro Portion: Kalorien: 124; Fett: 6,7 g; Kohlenhydrate: 11,1 g; Eiweiß: 5 g

Zutaten

2 Esslöffel vegane Butter

1 Zwiebel, gehackt

2 Knoblauchzehen, in Scheiben geschnitten

Meersalz und gemahlener schwarzer Pfeffer zum Würzen

1 ½ Pfund Schweizer Mangold, in Stücke gerissen, harte Stiele entfernt

1 Tasse Gemüsebrühe

1 Lorbeerblatt

1 Thymianzweig

2 Rosmarinzweige

1/2 Teelöffel Senfkörner

1 Teelöffel Selleriesamen

Richtungen

In einem Topf die vegane Butter bei mittlerer Hitze schmelzen.

Braten Sie dann die Zwiebel etwa 3 Minuten lang an oder bis sie weich und durchscheinend ist; Den Knoblauch ca. 1 Minute anschwitzen, bis er aromatisch ist.

Fügen Sie die restlichen Zutaten hinzu und drehen Sie die Hitze auf ein Köcheln; Zugedeckt etwa 10 Minuten köcheln lassen oder bis alles durchgegart ist. Guten Appetit!

Klassische sautierte Paprika

(Fertig in ca. 15 Minuten | Portionen 2)

Pro Portion: Kalorien: 154; Fett: 13,7 g; Kohlenhydrate: 2,9 g; Eiweiß: 0,5 g

Zutaten

3 Esslöffel Olivenöl

4 Paprikaschoten entkernen und in Streifen schneiden

2 Knoblauchzehen, gehackt

Salz und frisch gemahlener schwarzer Pfeffer nach Geschmack

1 Teelöffel Cayennepfeffer

4 Esslöffel trockener Weißwein

2 Esslöffel frischer Koriander, grob gehackt

Richtungen

In einem Topf das Öl bei mittlerer Hitze erhitzen.

Sobald sie heiß sind, sautieren Sie die Paprikaschoten etwa 4 Minuten lang oder bis sie zart und duftend sind. Dann den Knoblauch ca. 1 Minute anschwitzen, bis er aromatisch ist.

Fügen Sie Salz, schwarzen Pfeffer und Cayennepfeffer hinzu; weiter sautieren, den Wein hinzufügen, für etwa 6 weitere Minuten, bis sie weich und durchgegart sind.

Schmecken und passen Sie die Gewürze an. Mit frischem Koriander toppen und servieren. Guten Appetit!

Püriertes Wurzelgemüse

(Fertig in ca. 25 Minuten | Portionen 5)

Pro Portion: Kalorien: 207; Fett: 9,5 g; Kohlenhydrate: 29,1 g; Eiweiß: 3g

Zutaten

1 Pfund Rotkartoffeln, geschält und in Stücke geschnitten

1/2 Pfund Pastinaken, getrimmt und gewürfelt

1/2 Pfund Karotten, getrimmt und gewürfelt

4 Esslöffel vegane Butter

1 Teelöffel getrockneter Oregano

1/2 Teelöffel getrocknetes Dillkraut

1/2 Teelöffel getrockneter Majoran

1 Teelöffel getrocknetes Basilikum

Richtungen

Bedecken Sie das Gemüse 2,5 cm mit dem Wasser. Zum Kochen bringen und etwa 25 Minuten kochen, bis sie weich sind; Abfluss.

Das Gemüse mit den restlichen Zutaten pürieren und nach Bedarf Kochflüssigkeit hinzufügen.

Warm servieren und genießen!

. Gerösteter Butternusskürbis

(Fertig in ca. 25 Minuten | Portionen 4)

Pro Portion: Kalorien: 247; Fett: 16,5 g; Kohlenhydrate: 23,8 g; Eiweiß: 4,3 g

Zutaten

4 Esslöffel Olivenöl

1/2 Teelöffel gemahlener Kreuzkümmel

1/2 Teelöffel gemahlener Piment

1 ½ Pfund Butternusskürbis, geschält, entkernt und gewürfelt

1/4 Tasse trockener Weißwein

2 Esslöffel dunkle Sojasauce

1 Teelöffel Senfkörner

1 Teelöffel Paprika

Meersalz und gemahlener schwarzer Pfeffer nach Geschmack

Richtungen

Beginnen Sie mit dem Vorheizen Ihres Ofens auf 420 Grad F. Werfen Sie den Kürbis mit den restlichen Zutaten.

Röste den Butternut-Kürbis etwa 25 Minuten lang oder bis er weich und karamellisiert ist.

Warm servieren und genießen!

Sautierte Cremini-Pilze

(Fertig in ca. 10 Minuten | Portionen 4)

Pro Portion: Kalorien: 197; Fett: 15,5 g; Kohlenhydrate: 8,8 g; Eiweiß: 7,3 g

Zutaten

4 Esslöffel Olivenöl

4 Esslöffel Schalotten, gehackt

2 Knoblauchzehen, gehackt

1 ½ Pfund Cremini-Pilze, in Scheiben geschnitten

1/4 Tasse trockener Weißwein

Meersalz und gemahlener schwarzer Pfeffer nach Geschmack

Richtungen

In einer Bratpfanne das Olivenöl bei mäßig hoher Hitze erhitzen.

Braten Sie nun die Schalotte 3 bis 4 Minuten lang an oder bis sie weich und durchscheinend ist. Fügen Sie den Knoblauch hinzu und kochen Sie weitere 30 Sekunden oder bis er aromatisch ist.

Cremini-Pilze, Wein, Salz und schwarzen Pfeffer einrühren; Braten Sie weitere 6 Minuten weiter, bis Ihre Pilze leicht gebräunt sind.

Guten Appetit!

Gebratener Spargel mit Sesam

(Fertig in ca. 25 Minuten | Portionen 4)

Pro Portion: Kalorien: 215; Fett: 19,1 g; Kohlenhydrate: 8,8 g; Eiweiß: 5,6 g

Zutaten

1 ½ Pfund Spargel, getrimmt

4 Esslöffel natives Olivenöl extra

Meersalz und gemahlener schwarzer Pfeffer nach Geschmack

1/2 Teelöffel getrockneter Oregano

1/2 Teelöffel getrocknetes Basilikum

1 Teelöffel rote Paprikaflocken, zerdrückt

4 Esslöffel Sesam

2 Esslöffel frischer Schnittlauch, grob gehackt

Richtungen

Beginnen Sie damit, den Ofen auf 400 Grad F vorzuheizen. Legen Sie dann ein Backblech mit Pergamentpapier aus.

Den Spargel mit Olivenöl, Salz, schwarzem Pfeffer, Oregano, Basilikum und roten Paprikaflocken mischen. Lege nun deinen Spargel in einer einzigen Schicht auf das vorbereitete Backblech.

Braten Sie Ihren Spargel etwa 20 Minuten lang.

Streuen Sie Sesamsamen über Ihren Spargel und backen Sie weitere 5 Minuten oder bis die Spargelstangen knusprig und die Sesamsamen leicht geröstet sind.

Mit frischem Schnittlauch garnieren und warm servieren. Guten Appetit!

Auberginenpfanne nach griechischer Art

(Fertig in ca. 15 Minuten | Portionen 4)

Pro Portion: Kalorien: 195; Fett: 16,1 g; Kohlenhydrate: 13,4 g; Eiweiß: 2,4 g

Zutaten

4 Esslöffel Olivenöl

1 ½ Pfund Aubergine, geschält und in Scheiben geschnitten

1 Teelöffel Knoblauch, gehackt

1 Tomate, zerdrückt

Meersalz und gemahlener schwarzer Pfeffer nach Geschmack

1 Teelöffel Cayennepfeffer

1/2 Teelöffel getrockneter Oregano

1/4 Teelöffel gemahlenes Lorbeerblatt

2 Unzen Kalamata-Oliven, entsteint und in Scheiben geschnitten

Richtungen

Das Öl in einer Bratpfanne bei mittlerer Hitze erhitzen.

Braten Sie die Auberginen dann etwa 9 Minuten lang an oder bis sie gerade weich sind.

Fügen Sie die restlichen Zutaten hinzu, decken Sie sie ab und kochen Sie weitere 2 bis 3 Minuten oder bis sie vollständig gekocht sind. Warm servieren.

Keto-Blumenkohlreis

(Fertig in ca. 10 Minuten | Portionen 5)

Pro Portion: Kalorien: 135; Fett: 11,5 g; Kohlenhydrate: 7,2 g; Eiweiß: 2,4 g

Zutaten

2 mittelgroße Blumenkohlköpfe, Stiele und Blätter entfernt

4 Esslöffel natives Olivenöl extra

4 Knoblauchzehen, gepresst

1/2 Teelöffel rote Paprikaflocken, zerdrückt

Meersalz und gemahlener schwarzer Pfeffer nach Geschmack

1/4 Tasse glattblättrige Petersilie, grob gehackt

Richtungen

Den Blumenkohl in einer Küchenmaschine mit der S-Klinge pulsieren, bis er zu „Reis" zerkleinert ist.

Das Olivenöl in einem Topf bei mittlerer Hitze erhitzen. Sobald er heiß ist, kochen Sie den Knoblauch, bis er duftet oder etwa 1 Minute lang.

Blumenkohlreis, rote Paprika, Salz und schwarzen Pfeffer hinzugeben und weitere 7 bis 8 Minuten sautieren.

Abschmecken, würzen und mit frischer Petersilie garnieren. Guten Appetit!

Einfacher Knoblauchkohl

(Fertig in ca. 10 Minuten | Portionen 4)

Pro Portion: Kalorien: 217; Fett: 15,4 g; Kohlenhydrate: 16,1 g; Eiweiß: 8,6 g

Zutaten

4 Esslöffel Olivenöl

4 Knoblauchzehen, gehackt

1 ½ Pfund frischer Grünkohl, harte Stiele und Rippen entfernt, in Stücke gerissen

1 Tasse Gemüsebrühe

1/2 Teelöffel Kreuzkümmel

1/2 Teelöffel getrockneter Oregano

1/2 Teelöffel Paprika

1 Teelöffel Zwiebelpulver

Meersalz und gemahlener schwarzer Pfeffer nach Geschmack

Richtungen

In einem Topf das Olivenöl bei mittlerer Hitze erhitzen. Braten Sie nun den Knoblauch etwa 1 Minute oder bis er aromatisch ist.

Geben Sie den Grünkohl portionsweise hinzu und fügen Sie nach und nach die Gemüsebrühe hinzu; umrühren, um ein gleichmäßiges Garen zu fördern.

Drehen Sie die Hitze auf ein Köcheln, fügen Sie die Gewürze hinzu und lassen Sie es 5 bis 6 Minuten kochen, bis die Grünkohlblätter zusammenfallen.

Warm servieren und genießen!

In Zitrone und Olivenöl geschmorte Artischocken

(Fertig in ca. 35 Minuten | Portionen 4)

Pro Portion: Kalorien: 278; Fett: 18,2 g; Kohlenhydrate: 27 g; Eiweiß: 7,8 g

Zutaten

1 ½ Tassen Wasser

2 Zitronen, frisch gepresst

2 Pfund Artischocken, getrimmt, harte äußere Blätter und Drosseln entfernt

1 Handvoll frische italienische Petersilie

2 Thymianzweige

2 Rosmarinzweige

2 Lorbeerblätter

2 Knoblauchzehen, gehackt

1/3 Tasse Olivenöl

Meersalz und gemahlener schwarzer Pfeffer nach Geschmack

1/2 Teelöffel rote Paprikaflocken

Richtungen

Füllen Sie eine Schüssel mit Wasser und fügen Sie den Zitronensaft hinzu. Legen Sie die gereinigten Artischocken in die Schüssel und lassen Sie sie vollständig untergetaucht.

In einer anderen kleinen Schüssel die Kräuter und den Knoblauch gründlich mischen. Reiben Sie Ihre Artischocken mit der Kräutermischung ein.

Gießen Sie das Zitronenwasser und das Olivenöl in einen Topf; die artischocken in den topf geben. Drehen Sie die Hitze auf ein Köcheln und kochen Sie zugedeckt etwa 30 Minuten weiter, bis die Artischocken knusprig-zart sind.

Zum Servieren die Artischocken mit Bratensaft beträufeln, mit Salz, schwarzem Pfeffer und roten Pfefferflocken würzen. Guten Appetit!

Geröstete Karotten mit Rosmarin und Knoblauch

(Fertig in ca. 25 Minuten | Portionen 4)

Pro Portion: Kalorien: 228; Fett: 14,2 g; Kohlenhydrate: 23,8 g; Eiweiß: 2,8 g

Zutaten

2 Pfund Karotten, getrimmt und längs halbiert

4 Esslöffel Olivenöl

2 Esslöffel Champagneressig

4 Knoblauchzehen, gehackt

2 Zweige Rosmarin, gehackt

Meersalz und gemahlener schwarzer Pfeffer nach Geschmack

4 Esslöffel Pinienkerne, gehackt

Richtungen

Beginnen Sie damit, Ihren Ofen auf 400 Grad F vorzuheizen.

Die Karotten mit Olivenöl, Essig, Knoblauch, Rosmarin, Salz und schwarzem Pfeffer mischen. Ordnen Sie sie in einer einzigen Schicht auf einem mit Pergament ausgelegten Bratblech an.

Die Karotten im vorgeheizten Ofen etwa 20 Minuten rösten, bis sie weich sind.

Karotten mit Pinienkernen garnieren und sofort servieren. Guten Appetit!

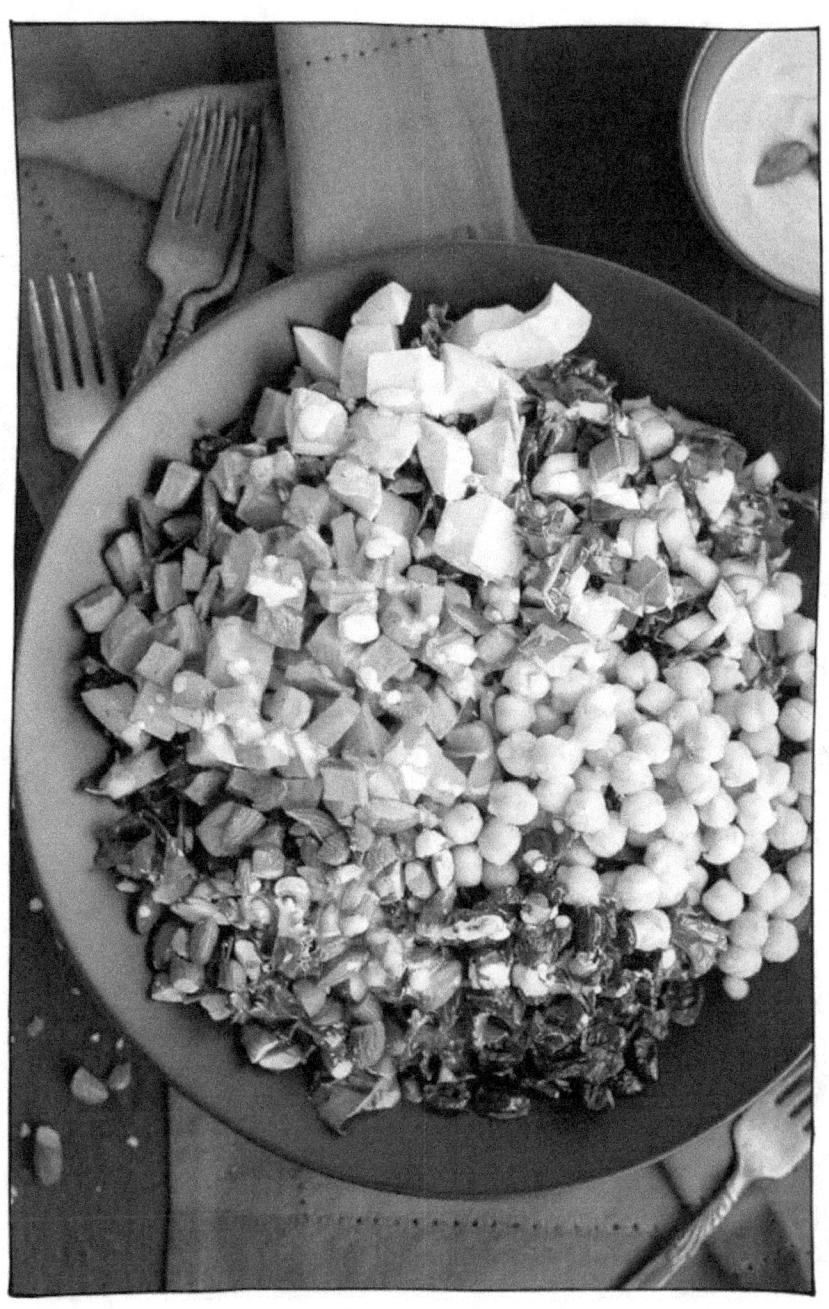

Grüne Bohnen nach mediterraner Art

(Fertig in ca. 20 Minuten | Portionen 4)

Pro Portion: Kalorien: 159; Fett: 8,8 g; Kohlenhydrate: 18,8 g; Eiweiß: 4,8 g

Zutaten

2 Esslöffel Olivenöl

1 rote Paprika, entkernt und gewürfelt

1 ½ Pfund grüne Bohnen

4 Knoblauchzehen, gehackt

1/2 Teelöffel Senfkörner

1/2 Teelöffel Fenchelsamen

1 Teelöffel getrocknetes Dillkraut

2 Tomaten, püriert

1 Tasse Selleriecremesuppe

1 Teelöffel italienische Kräutermischung

1 Teelöffel Cayennepfeffer

Salz und frisch gemahlener schwarzer Pfeffer

Richtungen

Das Olivenöl in einem Topf bei mittlerer Flamme erhitzen. Wenn sie heiß sind, braten Sie die Paprikaschoten und grünen Bohnen etwa 5 Minuten lang an und rühren Sie regelmäßig um, um ein gleichmäßiges Garen zu fördern.

Fügen Sie Knoblauch, Senfsamen, Fenchelsamen und Dill hinzu und braten Sie eine weitere Minute oder bis sie duften.

Fügen Sie die pürierten Tomaten, die Selleriecremesuppe, die italienische Kräutermischung, den Cayennepfeffer, das Salz und den schwarzen Pfeffer hinzu. Zugedeckt etwa 9 Minuten weiter köcheln lassen oder bis die grünen Bohnen weich sind.

Abschmecken, würzen und warm servieren. Guten Appetit!

Geröstetes Gartengemüse

(Fertig in ca. 45 Minuten | Portionen 4)

Pro Portion: Kalorien: 311; Fett: 14,1 g; Kohlenhydrate: 45,2 g; Eiweiß: 3,9 g

Zutaten

1 Pfund Butternusskürbis, geschält und in 1-Zoll-Stücke geschnitten

4 Süßkartoffeln, geschält und in 1-Zoll-Stücke geschnitten

1/2 Tasse Karotten, geschält und in 1-Zoll-Stücke geschnitten

2 mittelgroße Zwiebeln, in Spalten geschnitten

4 Esslöffel Olivenöl

1 Teelöffel granulierter Knoblauch

1 Teelöffel Paprika

1 Teelöffel getrockneter Rosmarin

1 Teelöffel Senfkörner

Koscheres Salz und frisch gemahlener schwarzer Pfeffer nach Geschmack

Richtungen

Beginnen Sie damit, Ihren Ofen auf 420 Grad F vorzuheizen.

Das Gemüse mit dem Olivenöl und den Gewürzen vermengen. Ordnen Sie sie auf einer mit Pergament ausgelegten Bratpfanne an.

Etwa 25 Minuten braten. Das Gemüse umrühren und weitere 20 Minuten garen.

Guten Appetit!

. Einfach gerösteter Kohlrabi

(Fertig in ca. 30 Minuten | Portionen 4)

Pro Portion: Kalorien: 177; Fett: 14 g; Kohlenhydrate: 10,5 g; Eiweiß: 4,5 g

Zutaten

1 Pfund Kohlrabi-Knollen, geschält und in Scheiben geschnitten

4 Esslöffel Olivenöl

1/2 Teelöffel Senfkörner

1 Teelöffel Selleriesamen

1 Teelöffel getrockneter Majoran

1 Teelöffel granulierter Knoblauch, gehackt

Meersalz und gemahlener schwarzer Pfeffer nach Geschmack

2 Esslöffel Nährhefe

Richtungen

Beginnen Sie damit, Ihren Ofen auf 450 Grad F vorzuheizen.

Kohlrabi mit Olivenöl und Gewürzen vermengen, bis alles gut bedeckt ist. Den Kohlrabi in einer Schicht auf einem mit Backpapier ausgelegten Bräter anrichten.

Den Kohlrabi im vorgeheizten Ofen etwa 15 Minuten backen; umrühren und weitere 15 Minuten kochen lassen.

Nährhefe über den warmen Kohlrabi streuen und sofort servieren. Guten Appetit!

Blumenkohl mit Tahini-Sauce

(Fertig in ca. 10 Minuten | Portionen 4)

Pro Portion: Kalorien: 217; Fett: 13 g; Kohlenhydrate: 20,3 g; Eiweiß: 8,7 g

Zutaten

1 Tasse Wasser

2 Pfund Blumenkohlröschen

Meersalz und gemahlener schwarzer Pfeffer nach Geschmack

3 Esslöffel Sojasauce

5 Esslöffel Tahin

2 Knoblauchzehen, gehackt

2 Esslöffel Zitronensaft

Richtungen

In einem großen Topf das Wasser zum Kochen bringen; fügen Sie dann den Blumenkohl hinzu und kochen Sie ihn etwa 6 Minuten lang oder bis er weich ist; abgießen, mit Salz und Pfeffer würzen und aufbewahren.

In einer Rührschüssel Sojasauce, Tahini, Knoblauch und Zitronensaft gründlich mischen. Die Sauce über die Blumenkohlröschen geben und servieren.

Guten Appetit!

Kräuter-Blumenkohl-Püree

(Fertig in ca. 25 Minuten | Portionen 4)

Pro Portion: Kalorien: 167; Fett: 13 g; Kohlenhydrate: 11,3 g; Eiweiß: 4,4 g

Zutaten

1 ½ Pfund Blumenkohlröschen

4 Esslöffel vegane Butter

4 Knoblauchzehen, in Scheiben geschnitten

Meersalz und gemahlener schwarzer Pfeffer nach Geschmack

1/4 Tasse Hafermilch, ungesüßt

2 Esslöffel frische Petersilie, grob gehackt

Richtungen

Die Blumenkohlröschen ca. 20 Minuten dämpfen; zum Abkühlen beiseite stellen.

In einem Topf die vegane Butter bei mäßig hoher Hitze schmelzen; Braten Sie jetzt den Knoblauch etwa 1 Minute lang an oder bis er aromatisch ist.

Geben Sie die Blumenkohlröschen in Ihre Küchenmaschine, gefolgt von sautiertem Knoblauch, Salz, schwarzem Pfeffer und Hafermilch. Pürieren, bis alles gut eingearbeitet ist.

Mit frischen Petersilienblättern garnieren und heiß servieren. Guten Appetit!

Knoblauch-Kräuter-Pilzpfanne

(Fertig in ca. 10 Minuten | Portionen 4)

Pro Portion: Kalorien: 207; Fett: 15,2 g; Kohlenhydrate: 12,7 g; Eiweiß: 9,1 g

Zutaten

4 Esslöffel vegane Butter

1 ½ Pfund Austernpilze halbiert

3 Knoblauchzehen, gehackt

1 Teelöffel getrockneter Oregano

1 Teelöffel getrockneter Rosmarin

1 Teelöffel getrocknete Petersilienflocken

1 Teelöffel getrockneter Majoran

1/2 Tasse trockener Weißwein

Koscheres Salz und gemahlener schwarzer Pfeffer nach Geschmack

Richtungen

In einer Bratpfanne das Olivenöl bei mäßig hoher Hitze erhitzen.

Braten Sie die Pilze nun 3 Minuten lang an oder bis sie die Flüssigkeit abgeben. Fügen Sie den Knoblauch hinzu und kochen Sie weitere 30 Sekunden oder bis er aromatisch ist.

Rühren Sie die Gewürze ein und braten Sie weitere 6 Minuten weiter, bis Ihre Pilze leicht gebräunt sind.

Guten Appetit!

Gebratener Spargel

(Fertig in ca. 10 Minuten | Portionen 4)

Pro Portion: Kalorien: 142; Fett: 11,8 g; Kohlenhydrate: 7,7 g; Eiweiß: 5,1 g

Zutaten

4 Esslöffel vegane Butter

1 ½ Pfund Spargelstangen, getrimmt

1/2 Teelöffel Kümmelsamen, gemahlen

1/4 Teelöffel Lorbeerblatt, gemahlen

Meersalz und gemahlener schwarzer Pfeffer nach Geschmack

1 Teelöffel frischer Limettensaft

Richtungen

Die vegane Butter in einem Topf bei mittlerer Hitze schmelzen.

Braten Sie den Spargel etwa 3 bis 4 Minuten lang an und rühren Sie regelmäßig um, um ein gleichmäßiges Garen zu fördern.

Kreuzkümmel, Lorbeerblatt, Salz und schwarzen Pfeffer hinzugeben und den Spargel weitere 2 Minuten garen, bis er knusprig-zart ist.

Limettensaft über den Spargel träufeln und warm servieren. Guten Appetit!

Ingwer Karottenpüree

(Fertig in ca. 25 Minuten | Portionen 4)

Pro Portion: Kalorien: 187; Fett: 8,4 g; Kohlenhydrate: 27,1 g; Eiweiß: 3,4 g

Zutaten

2 Pfund Karotten, in Runden geschnitten

2 Esslöffel Olivenöl

1 Teelöffel gemahlener Kreuzkümmel

Gemahlener schwarzer Pfeffer nach Geschmack salzen

1/2 Teelöffel Cayennepfeffer

1/2 Teelöffel Ingwer, geschält und gehackt

1/2 Tasse Vollmilch

Richtungen

Beginnen Sie damit, Ihren Ofen auf 400 Grad F vorzuheizen.

Die Karotten mit Olivenöl, Kreuzkümmel, Salz, schwarzem Pfeffer und Cayennepfeffer mischen. Ordnen Sie sie in einer einzigen Schicht auf einem mit Pergament ausgelegten Bratblech an.

Die Möhren im vorgeheizten Backofen etwa 20 Minuten rösten, bis sie knusprig-zart sind.

Fügen Sie die gerösteten Karotten, den Ingwer und die Milch Ihrer Küchenmaschine hinzu; Pürieren Sie die Zutaten, bis alles gut vermischt ist.

Guten Appetit!

Geröstete Artischocken nach mediterraner Art

(Fertig in ca. 50 Minuten | Portionen 4)

Pro Portion: Kalorien: 218; Fett: 13 g; Kohlenhydrate: 21,4 g; Eiweiß: 5,8 g

Zutaten

4 Artischocken, geputzt, harte Außenblätter und Drosseln entfernt, halbiert

2 Zitronen, frisch gepresst

4 Esslöffel natives Olivenöl extra

4 Knoblauchzehen, gehackt

1 Teelöffel frischer Rosmarin

1 Teelöffel frischer Basilikum

1 Teelöffel frische Petersilie

1 Teelöffel frischer Oregano

Flockiges Meersalz und gemahlener schwarzer Pfeffer nach Geschmack

1 Teelöffel rote Paprikaflocken

1 Teelöffel Paprika

Richtungen

Beginnen Sie, indem Sie Ihren Ofen auf 395 Grad F vorheizen. Reiben Sie den Zitronensaft über die gesamte Oberfläche Ihrer Artischocken.

In einer kleinen Rührschüssel den Knoblauch gründlich mit Kräutern und Gewürzen mischen

Die Artischockenhälften mit der Schnittseite nach oben in eine mit Backpapier ausgelegte Auflaufform legen. Bestreiche die Artischocken gleichmäßig mit dem Olivenöl. Füllen Sie die Vertiefungen mit der Knoblauch-Kräuter-Mischung.

Etwa 20 Minuten backen. Jetzt mit Alufolie abdecken und weitere 30 Minuten backen. Warm servieren und genießen!

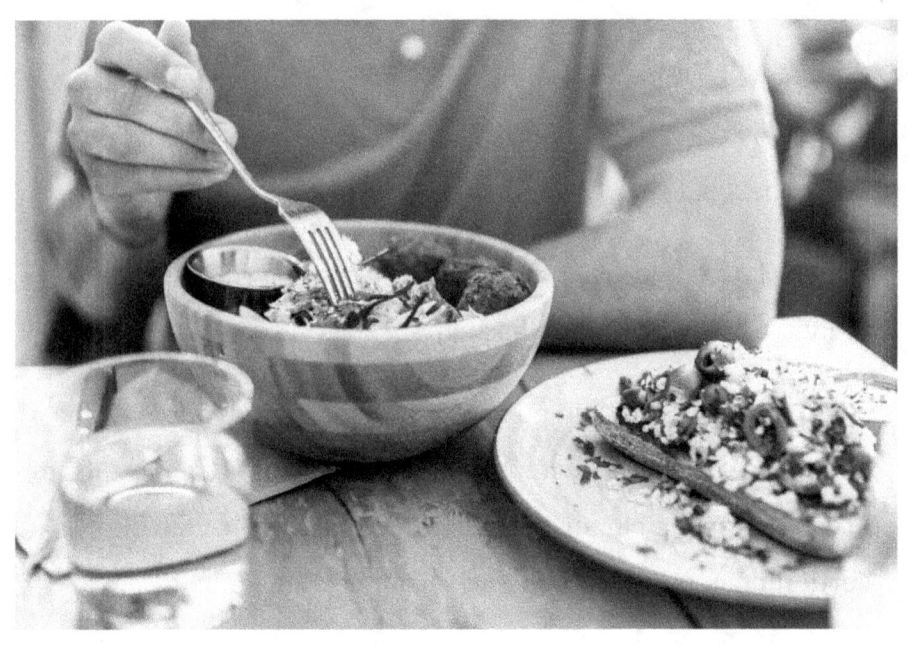

Geschmorter Grünkohl nach thailändischer Art

(Fertig in ca. 10 Minuten | Portionen 4)

Pro Portion: Kalorien: 165; Fett: 9,3 g; Kohlenhydrate: 16,5 g; Eiweiß: 8,3 g

Zutaten

1 Tasse Wasser

1 ½ Pfund Grünkohl, harte Stiele und Rippen entfernt, in Stücke gerissen

2 Esslöffel Sesamöl

1 Teelöffel frischer Knoblauch, gepresst

1 Teelöffel Ingwer, geschält und gehackt

1 Thai-Chili, gehackt

1/2 Teelöffel Kurkumapulver

1/2 Tasse Kokosmilch

Koscheres Salz und gemahlener schwarzer Pfeffer nach Geschmack

Richtungen

In einem großen Topf das Wasser schnell zum Kochen bringen. Fügen Sie den Grünkohl hinzu und lassen Sie ihn ca. 3 Minuten kochen, bis er hell ist. Abgießen, abspülen und trocken drücken.

Wischen Sie den Topf mit Küchenpapier aus und erhitzen Sie das Sesamöl bei mäßiger Hitze. Sobald sie heiß sind, kochen Sie Knoblauch, Ingwer und Chili etwa 1 Minute lang, bis sie duften.

Fügen Sie das Grünkohl- und Kurkumapulver hinzu und kochen Sie es eine weitere Minute lang oder bis es durchgewärmt ist.

Gießen Sie nach und nach die Kokosmilch, das Salz und den schwarzen Pfeffer ein; weiter köcheln lassen, bis die Flüssigkeit eingedickt ist. Abschmecken, würzen und heiß servieren. Guten Appetit!

Seidiges Kohlrabi-Püree

(Fertig in ca. 30 Minuten | Portionen 4)

Pro Portion: Kalorien: 175; Fett: 12,8 g; Kohlenhydrate: 12,5 g; Eiweiß: 4,1 g

Zutaten

1 ½ Pfund Kohlrabi, geschält und in Stücke geschnitten

4 Esslöffel vegane Butter

Meersalz und frisch gemahlener schwarzer Pfeffer nach Geschmack

1/2 Teelöffel Kreuzkümmel

1/2 Teelöffel Koriandersamen

1/2 Tasse Sojamilch

1 Teelöffel frischer Dill

1 Teelöffel frische Petersilie

Richtungen

Den Kohlrabi in kochendem Salzwasser ca. 30 Minuten weich kochen; Abfluss.

Den Kohlrabi mit der veganen Butter, Salz, schwarzem Pfeffer, Kreuzkümmel und Koriandersamen pürieren.

Die Zutaten mit einem Pürierstab pürieren und nach und nach die Milch hinzugeben. Mit frischem Dill und Petersilie garnieren. Guten Appetit!

Rahmsautierter Spinat

(Fertig in ca. 15 Minuten | Portionen 4)

Pro Portion: Kalorien: 146; Fett: 7,8 g; Kohlenhydrate: 15,1 g; Eiweiß: 8,3 g

Zutaten

2 Esslöffel vegane Butter

1 Zwiebel, gehackt

1 Teelöffel Knoblauch, gehackt

1 ½ Tassen Gemüsebrühe

2 Pfund Spinat, in Stücke gerissen

Meersalz und gemahlener schwarzer Pfeffer nach Geschmack

1/4 Teelöffel getrockneter Dill

1/4 Teelöffel Senfkörner

1/2 Teelöffel Selleriesamen

1 Teelöffel Cayennepfeffer

1/2 Tasse Hafermilch

Richtungen

In einem Topf die vegane Butter bei mittlerer Hitze schmelzen.

Braten Sie die Zwiebel dann etwa 3 Minuten lang an oder bis sie weich und durchscheinend ist. Dann den Knoblauch ca. 1 Minute anschwitzen, bis er aromatisch ist.

Brühe und Spinat dazugeben und aufkochen.

Drehen Sie die Hitze auf ein Köcheln. Die Gewürze hinzugeben und weitere 5 Minuten kochen.

Die Milch hinzugeben und weitere 5 Minuten kochen. Guten Appetit!

Aromatisch sautierter Kohlrabi

(Fertig in ca. 10 Minuten | Portionen 4)

Pro Portion: Kalorien: 137; Fett: 10,3 g; Kohlenhydrate: 10,7 g; Eiweiß: 2,9 g

Zutaten

3 Esslöffel Sesamöl

1 ½ Pfund Kohlrabi, geschält und gewürfelt

1 Teelöffel Knoblauch, gehackt

1/2 Teelöffel getrocknetes Basilikum

1/2 Teelöffel getrockneter Oregano

Meersalz und gemahlener schwarzer Pfeffer nach Geschmack

Richtungen

In einer beschichteten Pfanne das Sesamöl erhitzen. Sobald der Kohlrabi heiß ist, sautiere ihn etwa 6 Minuten lang.

Fügen Sie Knoblauch, Basilikum, Oregano, Salz und schwarzen Pfeffer hinzu. 1 bis 2 Minuten weiter garen.

Warm servieren. Guten Appetit!

Klassischer geschmorter Kohl

(Fertig in ca. 20 Minuten | Portionen 4)

Pro Portion: Kalorien: 197; Fett: 14,3 g; Kohlenhydrate: 14,8 g; Eiweiß: 4g

Zutaten

4 Esslöffel Sesamöl

1 Schalotte, gehackt

2 Knoblauchzehen, gehackt

2 Lorbeerblätter

1 Tasse Gemüsebrühe

1 ½ Pfund Rotkohl, in Spalten geschnitten

1 Teelöffel rote Paprikaflocken

Meersalz und schwarzer Pfeffer nach Geschmack

Richtungen

Das Sesamöl in einem Topf bei mittlerer Flamme erhitzen. Braten Sie die Schalotte, sobald sie heiß ist, 3 bis 4 Minuten lang an und rühren Sie sie regelmäßig um, um ein gleichmäßiges Garen zu fördern.

Fügen Sie Knoblauch und Lorbeer hinzu und braten Sie eine weitere Minute oder bis sie duften.

Brühe, Paprikaflocken, Salz und schwarzen Pfeffer hinzugeben und zugedeckt etwa 12 Minuten weiter köcheln lassen oder bis der Kohl weich geworden ist.

Abschmecken, würzen und heiß servieren. Guten Appetit!

Sautierte Karotten mit Sesam

(Fertig in ca. 10 Minuten | Portionen 4)

Pro Portion: Kalorien: 244; Fett: 16,8 g; Kohlenhydrate: 22,7 g; Eiweiß: 3,4 g

Zutaten

1/3 Tasse Gemüsebrühe

2 Pfund Karotten, getrimmt und in Sticks geschnitten

4 Esslöffel Sesamöl

1 Teelöffel Knoblauch, gehackt

Himalaya-Salz und frisch gemahlener schwarzer Pfeffer nach Geschmack

1 Teelöffel Cayennepfeffer

2 Esslöffel frische Petersilie, gehackt

2 Esslöffel Sesam

Richtungen

In einem großen Topf die Gemüsebrühe zum Kochen bringen. Schalten Sie die Hitze auf mittel-niedrig. Karotten dazugeben und zugedeckt ca. 8 Minuten weiter garen, bis die Karotten knusprig-zart sind.

Das Sesamöl bei mittlerer Hitze erhitzen; Braten Sie jetzt den Knoblauch 30 Sekunden lang oder bis er aromatisch ist. Fügen Sie Salz, schwarzen Pfeffer und Cayennepfeffer hinzu.

Rösten Sie die Sesamsamen in einer kleinen Pfanne 1 Minute lang oder bis sie gerade noch duften und golden sind.

Zum Servieren die sautierten Karotten mit Petersilie und gerösteten Sesamkörnern garnieren. Guten Appetit!

Geröstete Karotten mit Tahini-Sauce

(Fertig in ca. 25 Minuten | Portionen 4)

Pro Portion: Kalorien: 365; Fett: 23,8 g; Kohlenhydrate: 35,3 g; Eiweiß: 6,1 g

Zutaten

2 ½ Pfund Karotten gewaschen, getrimmt und der Länge nach halbiert

4 Esslöffel Olivenöl

Meersalz und gemahlener schwarzer Pfeffer nach Geschmack

Soße:

4 Esslöffel Tahin

1 Teelöffel Knoblauch, gepresst

2 Esslöffel weißer Essig

2 Esslöffel Sojasauce

1 Teelöffel Feinkostsenf

1 Teelöffel Agavendicksaft

1/2 Teelöffel Kreuzkümmel

1/2 Teelöffel getrocknetes Dillkraut

Richtungen

Beginnen Sie damit, Ihren Ofen auf 400 Grad F vorzuheizen.

Die Karotten mit Olivenöl, Salz und schwarzem Pfeffer mischen. Ordnen Sie sie in einer einzigen Schicht auf einem mit Pergament ausgelegten Bratblech an.

Die Möhren im vorgeheizten Backofen etwa 20 Minuten rösten, bis sie knusprig-zart sind.

In der Zwischenzeit alle Saucenzutaten gut verquirlen.

Karotten mit der Sauce zum Dippen servieren. Guten Appetit!

Gebratener Blumenkohl mit Kräutern

(Fertig in ca. 30 Minuten | Portionen 4)

Pro Portion: Kalorien: 175; Fett: 14 g; Kohlenhydrate: 10,7 g; Eiweiß: 3,7 g

Zutaten

1 ½ Pfund Blumenkohlröschen

1/4 Tasse Olivenöl

4 Knoblauchzehen, ganz

1 EL frischer Basilikum

1 Esslöffel frischer Koriander

1 Esslöffel frischer Oregano

1 Esslöffel frischer Rosmarin

1 Esslöffel frische Petersilie

Meersalz und gemahlener schwarzer Pfeffer nach Geschmack

1 Teelöffel rote Paprikaflocken

Richtungen

Beginnen Sie damit, den Ofen auf 425 Grad F vorzuheizen. Wenden Sie den Blumenkohl mit dem Olivenöl an und legen Sie ihn auf eine mit Pergament ausgelegte Bratpfanne.

Dann die Blumenkohlröschen etwa 20 Minuten rösten; Werfen Sie sie mit dem Knoblauch und den Gewürzen und kochen Sie weitere 10 Minuten.

Warm servieren. Guten Appetit!

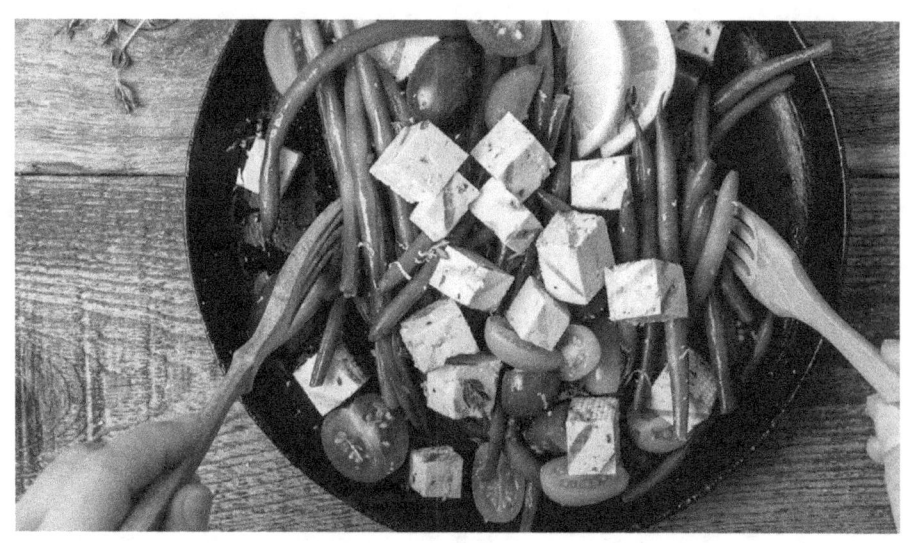

Cremiger Rosmarin-Brokkoli-Püree

(Fertig in ca. 15 Minuten | Portionen 4)

Pro Portion: Kalorien: 155; Fett: 9,8 g; Kohlenhydrate: 14,1 g; Eiweiß: 5,7 g

Zutaten

1 ½ Pfund Brokkoliröschen

3 Esslöffel vegane Butter

4 Knoblauchzehen, gehackt

2 Zweige frischer Rosmarin, Blätter abgezupft und gehackt

Meersalz und roter Pfeffer nach Geschmack

1/4 Tasse Sojamilch, ungesüßt

Richtungen

Die Brokkoliröschen etwa 10 Minuten dämpfen; zum Abkühlen beiseite stellen.

In einem Topf die vegane Butter bei mäßig hoher Hitze schmelzen; Braten Sie jetzt Knoblauch und Rosmarin etwa 1 Minute lang an oder bis sie duften.

Geben Sie die Brokkoliröschen in Ihre Küchenmaschine, gefolgt von der sautierten Knoblauch-Rosmarin-Mischung, Salz, Pfeffer und Milch. Pürieren, bis alles gut eingearbeitet ist.

Nach Belieben mit extra frischen Kräutern garnieren und heiß servieren. Guten Appetit!

Einfache Mangoldpfanne

(Fertig in ca. 15 Minuten | Portionen 4)

Pro Portion: Kalorien: 169; Fett: 11,1 g; Kohlenhydrate: 14,9 g; Eiweiß: 6,3 g

Zutaten

3 Esslöffel Olivenöl

1 Schalotte, in dünne Scheiben geschnitten

1 rote Paprika, entkernt und gewürfelt

4 Knoblauchzehen, gehackt

1 Tasse Gemüsebrühe

2 Pfund Schweizer Mangold, harte Stiele entfernt, in Stücke gerissen

Meersalz und gemahlener schwarzer Pfeffer nach Geschmack

Richtungen

In einem Topf das Olivenöl bei mittlerer Hitze erhitzen.

Braten Sie dann die Schalotte und Paprika etwa 3 Minuten oder bis sie weich sind. Dann den Knoblauch ca. 1 Minute anschwitzen, bis er aromatisch ist.

Brühe und Mangold dazugeben und zum Kochen bringen. Drehen Sie die Hitze auf ein Köcheln und kochen Sie weitere 10 Minuten länger.

Mit Salz und schwarzem Pfeffer abschmecken und warm servieren. Guten Appetit!

In Wein geschmorter Grünkohl

(Fertig in ca. 10 Minuten | Portionen 4)

Pro Portion: Kalorien: 205; Fett: 11,8 g; Kohlenhydrate: 17,3 g; Eiweiß: 7,6 g

Zutaten

1/2 Tasse Wasser

1 ½ Pfund Grünkohl

3 Esslöffel Olivenöl

4 Esslöffel Frühlingszwiebeln, gehackt

4 Knoblauchzehen, gehackt

1/2 Tasse trockener Weißwein

1/2 Teelöffel Senfkörner

Koscheres Salz und gemahlener schwarzer Pfeffer nach Geschmack

Richtungen

In einem großen Topf das Wasser zum Kochen bringen. Fügen Sie den Grünkohl hinzu und lassen Sie ihn ca. 3 Minuten kochen, bis er hell ist. Abtropfen lassen und trocken drücken.

Wischen Sie den Topf mit Küchenpapier aus und erhitzen Sie das Olivenöl bei mäßiger Hitze. Koche die Frühlingszwiebeln und den Knoblauch, sobald sie heiß sind, etwa 2 Minuten lang, bis sie duften.

Fügen Sie den Wein hinzu, der durch den Grünkohl, die Senfkörner, das Salz und den schwarzen Pfeffer geflossen ist. Zugedeckt weitere 5 Minuten kochen oder bis es durchgeheizt ist.

In einzelne Schalen schöpfen und heiß servieren. Guten Appetit!

Französische Bohnen Verts

(Fertig in ca. 10 Minuten | Portionen 4)

Pro Portion: Kalorien: 197; Fett: 14,5 g; Kohlenhydrate: 14,4 g; Eiweiß: 5,4 g

Zutaten

1 ½ Tassen Gemüsebrühe

1 Roma-Tomate, püriert

1 ½ Pfund Haricots Verts, getrimmt

4 Esslöffel Olivenöl

2 Knoblauchzehen, gehackt

1/2 Teelöffel roter Pfeffer

1/2 Teelöffel Kreuzkümmel

1/2 Teelöffel getrockneter Oregano

Meersalz und frisch gemahlener schwarzer Pfeffer nach Geschmack

1 Esslöffel frischer Zitronensaft

Richtungen

Die Gemüsebrühe und die passierten Tomaten zum Kochen bringen. Fügen Sie die Haricots Verts hinzu und lassen Sie es etwa 5 Minuten kochen, bis Haricots Verts knusprig-zart sind; Reservieren.

In einem Topf das Olivenöl bei mittlerer Hitze erhitzen; Braten Sie den Knoblauch für 1 Minute oder bis er aromatisch ist.

Fügen Sie die Gewürze und reservierten grünen Bohnen hinzu; 3 Minuten kochen lassen, bis es gar ist.

Mit ein paar Spritzern frischem Zitronensaft servieren. Guten Appetit!

Butteriger Rübenpüree

(Fertig in ca. 35 Minuten | Portionen 4)

Pro Portion: Kalorien: 187; Fett: 13,6 g; Kohlenhydrate: 14 g; Eiweiß: 3,6 g

Zutaten

2 Tassen Wasser

1 ½ Pfund Rüben, geschält und in kleine Stücke geschnitten

4 Esslöffel vegane Butter

1 Tasse Hafermilch

2 frische Rosmarinzweige, gehackt

1 Esslöffel frische Petersilie, gehackt

1 Teelöffel Ingwer-Knoblauch-Paste

Koscheres Salz und frisch gemahlener schwarzer Pfeffer

1 Teelöffel rote Paprikaflocken, zerdrückt

Richtungen

Bringen Sie das Wasser zum Kochen; schalten Sie die Hitze auf ein Köcheln und kochen Sie Ihre Rübe für etwa 30 Minuten; Abfluss.

Die Rüben mit einem Pürierstab mit der veganen Butter, Milch, Rosmarin, Petersilie, Ingwer-Knoblauch-Paste, Salz, schwarzem Pfeffer, roten Paprikaflocken pürieren und bei Bedarf die Kochflüssigkeit hinzufügen.

Guten Appetit!

Sautierte Zucchini mit Kräutern

(Fertig in ca. 10 Minuten | Portionen 4)

Pro Portion: Kalorien: 99; Fett: 7,4 g; Kohlenhydrate: 6 g; Eiweiß: 4,3 g

Zutaten

2 Esslöffel Olivenöl

1 Zwiebel, in Scheiben geschnitten

2 Knoblauchzehen, gehackt

1 ½ Pfund Zucchini, in Scheiben geschnitten

Meersalz und frisch gemahlener schwarzer Pfeffer nach Geschmack

1 Teelöffel Cayennepfeffer

1/2 Teelöffel getrocknetes Basilikum

1/2 Teelöffel getrockneter Oregano

1/2 Teelöffel getrockneter Rosmarin

Richtungen

In einem Topf das Olivenöl bei mittlerer Hitze erhitzen.

Sobald sie heiß ist, die Zwiebel etwa 3 Minuten oder bis sie weich ist anbraten. Dann den Knoblauch ca. 1 Minute anschwitzen, bis er aromatisch ist.

Die Zucchini zusammen mit den Gewürzen dazugeben und weitere 6 Minuten sautieren, bis sie weich sind.

Schmecken und passen Sie die Gewürze an. Guten Appetit!

Süßkartoffelpüree

(Fertig in ca. 20 Minuten | Portionen 4)

Pro Portion: Kalorien: 338; Fett: 6,9 g; Kohlenhydrate: 68 g; Eiweiß: 3,7 g

Zutaten

1 ½ Pfund Süßkartoffeln, geschält und gewürfelt

2 Esslöffel vegane Butter, geschmolzen

1/2 Tasse Agavendicksaft

1 Teelöffel Kürbiskuchengewürz

Eine Prise Meersalz

1/2 Tasse Kokosmilch

Richtungen

Bedecken Sie die Süßkartoffeln mit einem oder zwei Zoll kaltem Wasser. Die Süßkartoffeln in leicht kochendem Wasser etwa 20 Minuten kochen; gut abtropfen lassen.

Geben Sie die Süßkartoffeln in die Schüssel Ihrer Küchenmaschine; fügen Sie die vegane Butter, den Agavensirup, das Kürbiskuchengewürz und das Salz hinzu.

Weiter pürieren, dabei nach und nach die Milch hinzugeben, bis alles gut eingearbeitet ist. Guten Appetit!

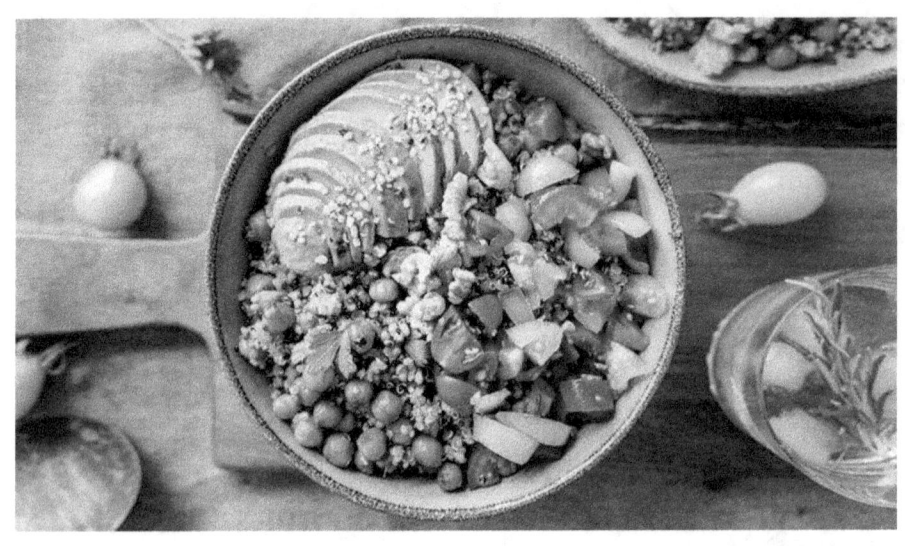

Sherry geröstete Königstrompete

(Fertig in ca. 20 Minuten | Portionen 4)

Pro Portion: Kalorien: 138; Fett: 7,8 g; Kohlenhydrate: 11,8 g; Eiweiß: 5,7 g

Zutaten

1 ½ Pfund Königstrompetenpilze, gesäubert und längs halbiert.

2 Esslöffel Olivenöl

4 Knoblauchzehen, gehackt oder gehackt

1/2 Teelöffel getrockneter Rosmarin

1/2 Teelöffel getrockneter Thymian

1/2 Teelöffel getrocknete Petersilienflocken

1 Teelöffel Dijon-Senf

1/4 Tasse trockener Sherry

Meersalz und frisch gemahlener schwarzer Pfeffer nach Geschmack

Richtungen

Beginnen Sie, indem Sie Ihren Ofen auf 390 Grad F vorheizen. Legen Sie eine große Backform mit Pergamentpapier aus.

In einer Rührschüssel die Pilze mit den restlichen Zutaten mischen, bis sie von allen Seiten gut bedeckt sind.

Legen Sie die Pilze in einer Schicht auf die vorbereitete Backform.

Braten Sie die Pilze etwa 20 Minuten lang und schwenken Sie sie nach der Hälfte der Garzeit um.

Guten Appetit!

Rote Bete und Kartoffelpüree

(Fertig in ca. 35 Minuten | Portionen 5)

Pro Portion: Kalorien: 177; Fett: 5,6 g; Kohlenhydrate: 28,2 g; Eiweiß: 4g

Zutaten

1 ½ Pfund Kartoffeln, geschält und gewürfelt

1 Pfund Rote Bete, geschält und gewürfelt

2 Esslöffel vegane Butter

1/2 Teelöffel Feinkostsenf

1/2 Tasse Sojamilch

1/2 Teelöffel gemahlener Kreuzkümmel

1 Teelöffel Paprika

Meersalz und gemahlener schwarzer Pfeffer nach Geschmack

Richtungen

Kartoffeln und Rote Bete in kochendem Salzwasser kochen, bis sie weich sind, etwa 30 Minuten; Abfluss.

Das Gemüse mit der veganen Butter, Senf, Milch, Kreuzkümmel, Paprika, Salz und schwarzem Pfeffer bis zur gewünschten Konsistenz pürieren.

Guten Appetit!

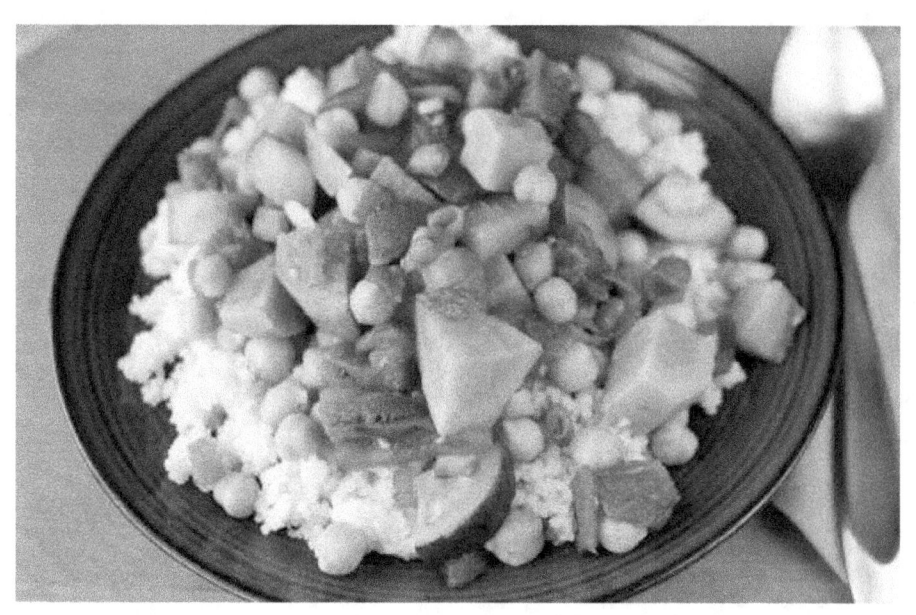

Quinoabrei mit getrockneten Feigen

(Fertig in ca. 25 Minuten | Portionen 3)

Pro Portion: Kalorien: 414; Fett: 9 g; Kohlenhydrate: 71,2 g; Eiweiß: 13,8 g

Zutaten

1 Tasse weißer Quinoa, gespült

2 Tassen Mandelmilch

4 Esslöffel brauner Zucker

Eine Prise Salz

1/4 Teelöffel geriebene Muskatnuss

1/2 Teelöffel gemahlener Zimt

1/2 Teelöffel Vanilleextrakt

1/2 Tasse getrocknete Feigen, gehackt

Richtungen

Quinoa, Mandelmilch, Zucker, Salz, Muskatnuss, Zimt und Vanilleextrakt in einen Topf geben.

Bei mittlerer Hitze zum Kochen bringen. Drehen Sie die Hitze auf ein Köcheln und lassen Sie es etwa 20 Minuten kochen; mit einer Gabel auflockern.

Auf drei Servierschüsseln verteilen und mit getrockneten Feigen garnieren. Guten Appetit!

Brotpudding mit Rosinen

(Fertig in ca. 1 Stunde | Portionen 4)

Pro Portion: Kalorien: 474; Fett: 12,2 g; Kohlenhydrate: 72 g; Eiweiß: 14,4 g

Zutaten

- 4 Tassen Brot vom Vortag, gewürfelt
- 1 Tasse brauner Zucker
- 4 Tassen Kokosmilch
- 1/2 Teelöffel Vanilleextrakt
- 1 Teelöffel gemahlener Zimt
- 2 Esslöffel Rum
- 1/2 Tasse Rosinen

Richtungen

Beginnen Sie, indem Sie Ihren Ofen auf 360 Grad F vorheizen. Ölen Sie eine Auflaufform leicht mit einem Antihaft-Kochspray.

Die Brotwürfel in die vorbereitete Auflaufform legen.

In einer Rührschüssel Zucker, Milch, Vanille, Zimt, Rum und Rosinen gründlich mischen. Die Creme gleichmäßig über die Brotwürfel gießen.

Lassen Sie es etwa 15 Minuten einwirken.

Im vorgeheizten Ofen etwa 45 Minuten backen oder bis die Oberseite goldbraun und fest ist. Guten Appetit!

www.ingramcontent.com/pod-product-compliance
Lightning Source LLC
Chambersburg PA
CBHW071234080526
44587CB00013BA/1605